TABLES CLINIQUES

ET

ANALOGIES CUTANÉES

PAR

LE DOCTEUR ARNAUD

PARIS

IMPRIMERIE DE SIMON RAÇON ET Cie

RUE D'ERFURTH, 1.

TABLES CLINIQUES

PAR

LE DOCTEUR ARNAUD.

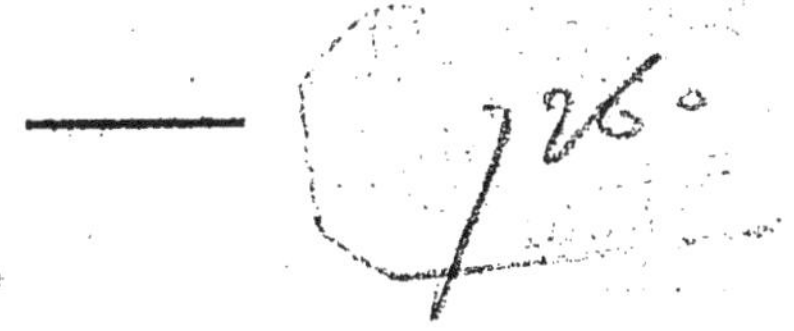

Le docteur Roth (sous le pseudonyme de Beauvais de Saint-Gratien) terminait, en 1840, la publication de la *Clinique homœopathique* commencée en 1836.

Je fus désireux de connaître si cette collection de tous les faits publiés en homœopathie, pendant une période de seize ans (de 1822 à 1838), pouvait être réduite à une telle expression que la thérapeutique y trouvât quelques indices pour le choix des médicaments.

Je dressai donc les *tables* que je publie et qui comprennent environ *quinze mille* essais de médicaments en *cinq mille* observations.

Ces tables sont le complément indispensable du volumineux recueil dont elles forment la synthèse numérique, mais ne sauraient y suppléer, pas plus que les divers manuels ne suppléent à la *matière médicale* homœopathique et aux résultats de l'expérience clinique.

Pour chaque maladie, j'ai dressé le tableau alphabétique de tous les médicaments dont il a été fait un essai plus ou moins heureux dans ce cas spécial, et j'ai indiqué le nombre de fois en regard du médicament.

Pour chaque médicament, j'ai dressé la liste alphabétique des maladies dans lesquelles il a été plus ou moins utile, en indiquant le nombre de fois en regard de chaque maladie.

Ces deux tables, qui ne sont qu'un double mode d'exposer le même résultat, étaient également nécessaires; car, si la première nous donne d'une manière générale le rapport de spécificité, dans un état morbide déterminé, des divers agents dont il a été fait usage, la deuxième dessine le caractère spécial, les nuances de la maladie qui doivent déterminer l'appropriation du médicament.

Expliquons-nous par un exemple :

Je suppose l'ophthalmie, maladie nette, bien déterminée, offrant quelque chose de fixe comme caractère général et pouvant aussi être facilement décomposée en divers genres, suivant l'*élément* qui fait son caractère spécial.

Ainsi, l'ophthalmie en général réclame l'emploi d'une foule d'agents, parmi lesquels nous voyons figurer, en première ligne, d'après notre tableau numérique (article *ophthalmie*), *sulph.* 75, *bellad.* 56, *calc. carb.* 51, *puls.* 27, *euphras.* 26, *acon.* 25, *rhus.* 21, *merc. sol.* 16, *calc. sulph.* 12, *nux.* 15, *ars.* 14, *cham.* 14...

Mais l'indication serait trop vague avec cette simple donnée. La détermination du médicament ne serait pas possible, car il importe surtout de tenir compte du caractère spécial de la maladie pour déterminer le choix de l'agent théreupatique approprié. Or, il y a des ophthalmies inflammatoires, muqueuses, purulentes, syphilitiques, scrofuleuses, herpétiques, rhumatismales, erésypélateuses, traumatiques...

Cette détermination de l'élément essentiel de la maladie nous rapprochera du but.

Nous devrons donc consulter les tables qui reproduisent les résultats cliniques pour chaque médicament, et constater quels sont ceux qui, offrant une indication générale dans l'ophthalmie, peuvent être appliqués dans les cas spéciaux de cette affection, par leur analogie avec l'état inflammatoire, muqueux, syphilitique, scrofuleux, herpétique...

Ce travail est un essai en mode confus. Il laisse de grandes lacunes, surtout dans les dermatoses; il n'exprime pas même des résultats toujours heureux, mais parfois seulement que l'indication a existé pour le praticien; enfin, il indique quelquefois l'emploi du médicament dans une complication ou contre quelques symptômes accessoires; de plus, nous ne voudrions pas être garant de la rigueur du diagnostic dans un grand nombre d'observations du recueil de clinique que ces *tables* résument.

Néanmoins, nous croyons ce travail bon à consulter dans les cas les plus ordinaires de la pratique, et c'est pour cela que nous le publions.

Nous donnons, à la suite de ces *tables*, le résumé des analogies cutanées de vingt-quatre médicaments.

Ce résumé offre déjà une certaine précision et forme contraste avec le mode confus des tables cliniques.

TABLES CLINIQUES.

MALADIES.

ADÉNITE.

acon.
badiag.
bell.
calc. c. 2
coni.
merc. 2
sulph. 2

ÆDOÏTE.

merc.
— viv.

ALIÉNATION.

ac. nitr.
acon. 7
ambr.
anac. 3
arni. 4
ars. 9
aur. 13
bary. a.
— c.
bell. 39
bryon. 4
calc. c. 4
canth.
carb. v. 3
caust. 3
cina.
cocc. 2
cof.
coni. 6
croc.
dulc.
dros.
fer. 2
— a.
graph.
grati.
hell. 5
hyos. 14
igna. 8
ipec.
lach.
lycop. 8
mang. a.
mez. 2
natr. m. 2
nux. 21
opi. 5
phos. 2
plat. 8
plumb. a.
psori.
puls. 17
rhus. 4
secal. 2
sepi. 3
sili. 2
staph.
stram. 19
sulph. 16
veratr. 26

AMBLYOPIE.

ac. nitr.
arni.
bell. 4
calc. c.
caust.
chin. 2
dros.
euphr.
hyosc.
merc. 2
nux.
petrol.
puls. 2
ruta.
sili.
sulph. 2

AMÉNORRHÉE.

acon. 4
anti. cr.
arni.
bary. c.
bell. 3
bryo. 3
calc. c. 5
capsi.
cham. 2
chin.
cocc. 2
colo.
graph. 5
igna.
kali. c.
loli.
natr. m. 2
nux. 4
— m.
opi.
plat.
puls. 18
sabi.
sepi. 3
stram. 2
sulph. 7
urti.

AMNÉSIE.

lach.

AMYGDALITE.

ac. nitr. 2
— phos.
acon. 25
arg.
ars.
aur. 2
bary. c. 2
— m.
bell. 85
bryon. 2
calc. c. 2
— sul. 8
camph.
carb. v.
caust.
cham. 2
cic.
cocc.
cof.
dulc. 3
hyosc.
igna. 5
lach. 4
merc. 23
— viv. 5
nux. 7
phos.
puls. 8
rhus. 2
sepi. 3
sili. 9
spong. 2
staph.
stram.
sulph. 5
tart. em.
thuya.
zinc.

ANAPHTHIE.

bell.
ipec.
puls.

ANASARQUE.

ac. nitr.
ars. 7
bell. 2
bryon. 4
calc. c. 2
camph.
canth.
carb. v. 2
chin. 4
cocc.
colch.
coni. 2
digi.
dulc. 2
fer. 3
hell. 7
ipec.
jal.
lact.
led.
lyco. 2
merc. 2
natr. m.
nux. 2
prun. spi.
puls. 2
samb. 2
sepi. 2
sili. 2
sulph. 3

ANGIECTASIE.

bell.
calc. c. 3
carb. v. 2
croc.
phos.
puls. 2
sili.
stram.
sulph. 4

ANGITE.

acon. 15
arni. 2
bell. 4
bryon. 4

camph.
cham.
cina.
igna.
nux. 6
puls.

ANOSMIE.

anac.
calc. c.

ANXIÉTÉ.

ars.
puls.

APATHIE.

phos.

APHONIE.

anti. cr.
bell. 4
carb. v.
caust. 2
phos. 2
sulph.

APHTHES.

borax. 3
hell.
merc. 2
— v.
sulph. 4

APOPLEXIE.

acon.
anac.
arni. 3
bary. c. 2
bell. 10
bryo.
carb. v.
cocc. 4
hyosc. 2
igna.
ipec.
lyco.
merc.
nux. 4
oleand.
opi. 3
phos.
puls.
rhus. 3
sili.
spir. n. æt.
stann. 2
sulph.
vinca m.

ARTHRITE AIGUE.

acon. 16
actea.
arni. 10
ars. 3
assa.
bell. 3
bryo. 17
calc. c. 2
caust.
cham. 3
chin. 3
cina.
cocc.
cof.
fer.
ipec.
led. 3
lyco. 2
mang. c. 2
merc. 2
nux. 4
psori.
puls. 11
rhus. 9
sabi. 4
sepi.
sili. 3
spong.
sulph. 7
thuya.

ARTHRITE CHRONIQUE.

ac. phos.
arni.
ars.
calc. c. 3
caust.
loli.
natr. c.
nux. 4
petrol.
phos.
puls.
rheum.
rhus.
sepi.
sili. 2
sulph. 2
zinc.

ASCITE.

acon. 2
ars. 5
bell.
bryo. 4
calc. c.
— sul. 2
canth.
capsi.
cham.
chin. 4
digi.
dulc.
fer. 2
hell. 4
igna.
ipec.
iod.
led. 2
lyco.
merc.
nux. 3
paris.
phos. 2
plat.
psori.
puls. 4
rhus. 2
scilla.
valer.
veratr.

ASTHME.

ac. mur.
acon. 9
ambr.
anti. cr.
arni. 2
ars. 15
bary. a.
bell. 6
bryo. 7
calc. c. 5
— sul. 4
canna. 2
carb. v. 2
— an.
cham.
chin. 2
cocc.
coff.
colo. 2
cupr. 2
dulc.
fer. car.
graph. 2
hell.
igna.
ipec. 5
kali. c. 2
lach. 2
led.
lyco. 2
merc. 2
natr. m.
nux. 12
— m.
phos. 3
puls. 10
salsa.
samb. 2
scilla.
seneg.
sepi. 4
sili.
spong. 2
sulph. 8
tart. em. 2
veratr. 2

AVORTEMENT.

bell. 2
bryo. 3
calc. c.
carb. v.
cham.
chin.
fer.
igna.
ipec. 2
nux. 4
sabi. 5
seca. 3
sili.
sulph.

BÉGAYEMENT.

caust.

BLENNORRHÉE.

calc. c.

BLÉPHARITE.

ars.
calc. c. 2
lyco.
psori.
sulph.

BLESSURES.

acon.
arni. 10
calc. c.
— sul.
rhus. 2
sulph.

BOULIMIE.

calc. c.

BOURDONNEMENT.

carb. v.
caust.
digi.
sulph.

BRONCHITE AIGUE.

acon. 7
amm. c.
arni. 2
ars. 4
bell. 3
bryon. 4
calc. sul. 2
caust. 2
cham.
coff.
con.
dulc.
hyosc. 2
ipec. 3
nux v. 7
phos. 2
prun. sp.
puls. 4
samb
seneg.
sili.
spong.
stann.
verb.

BRONCHITE CHRONIQUE.

ac. phos.
acon. 9
ars. 5
aur.
bella. 3

bism.
bryon. 4
calc. c. 5
— sul. 6
camph.
carb. v. 6
cham. 2
chin. 3
cina. 3
con. 2
digi.
dulca.
dros.
graph.
hyosc.
igna.
ipeca. 5
kali carb. 3
— sulph.
lach.
lycop. 4
merc. 3
mosc.
nux. 14
opi.
pari.
phos. 3
prun. spi.
psori.
puls. 8
ruta.
rheum.
samb. 2
scilla.
seneg. 2
sepia. 5
sili. 5
spong. 4
stann. 3
sulph. 15
veratr.
zinc.

BRULURE.

acon.
arni. 3
ars.
bryon.
calc. sul.
camph.
carb. v.
merc. v.
puls.

CALCULS BILIAIRES.

bryon.
china.
digi.
ipeca.
merc.
nux.

CANCER.

acid. phos.
acon. 4
anti. cr.
arni.
ars. 5
aur.
bell. 6
bryon. 2
cal. car. 4
— sul.
carb. an.
— veg. 2
cham. 3
china.
cicu.
coni. 6
euphor.
euphr.
fer.
lycop. 2
mag. m.
merc. 2
— bor.
nux. 3
ozen.
phos. 2
plat. 2
psori.
puls. 2
rhus.
sepi. 3
sili. 5
staph.
sulph. 6
thuya. 2

CARDITE.

acon. 2
ars 2
bell.
bryon. 2
calc. c. 2
canna.
cham.
chin.
hyosc.
phos.
plat.
puls.
rhus.
spig.
veratr.

CARDIOSPASME.

acon. 2
aur.
calc. sul.
ign.
nux.
puls.
veratr.

CARIE.

acid. nitr. 3
— phos. 2
acon.
angust.
argent.
arni.
ars.
aur. 2
— mur.
assa. 8
bella.
bryon.
calc. c. 5
carb. an.
cham.
chin. 2
cocc.
coni.
dulc.
ign.
lyco. 2
merc.
mez. 2
natr. c.
phos. 2
puls.
rheum.
rhus. 3
ruta.
sepi.
sili. 5
staph.
stram.
sulph.

CARREAU.

ars. 6
bell. 3
calc. c. 4
— sul.
camph.
carb. v.
china. 5
cupr. sul.
ipec.
laud.
lycop.
merc. 2
nux. 3
puls. 2
rhus.
sili.
sulph. 7

CATALEPSIE.

ars.
bell.
hyosc.

CATARACTE.

bella. 2
cann. 3
caust.
coni.
mang. c.
merc.
nux.
opi.
psor.
puls. 4
spig.
stram.
sulph. 3

CATARRHE.

bellad. 3
bryon.
cham.
dulc.
nux.
op.

CÉPHALALGIE.

acid. nitr. 2
acon. 6
alum.
arnic. 3
ars. 2
aur.
asar.
bellad. 26
bryon. 9
calc. c. 11
carb. v.
caust. 5
cham.
chin. 10
cina.
cocc. 2
coloc. 3
con.
dulc. 2
hell.
ign. 5
ipec.
kali c.
— tart.
lach.
lyc. 6
magn. m.
mang. c. 3
merc. 4
mosc.
natr. m.
nux. 38
petrol.
phos. 7
puls. 19
rhus. 5
sabad.
scill.
seneg.
sep. 22
silic. 3
spig.
sulph. 19
tœnia.
tarax.
tart. em.
zinc.

CHARBON.

acid. nitr.
anthrac.
ars. 5
bellad.
con.
graph.
nux.
petrol.
phos. 2
rhus.
sep.
silic. 2
sulph.

CHÉILITE.

bellad.
bovis.
bryon.
phos.

CHLOROSE.

acid. nitr.
ars.
bellad.
calc. c. 3
carb. v.
chin.
coff.
con. 2
fer. 5
graph.
iod.
lyc.
mez.
nux.
phos. 3
puls. 5
stann.
zinc.

CHOLÉRA ÉPIDÉMIQUE.

acid. hydr. 3
— phos. 5
acon. 6
ambr.
ant. cr.
ars. 22
bellad. 5
bryon. 9
calc. c.
camph. 19
canth. 3
caps.
carb. v. 8
cham. 6
chin. 2
cic. 3
cocc.
coloc.
cupr. 12
— ac. 2
dulc.
fer. mur.
hell. 2
hyos. 7
ign.
ipec. 17
iod.
laur.
merc. 3
mez.
nux. 6
op. 2
phos. 4
puls. 2
rhus. 7
sec. 3
staph.
stram. 3
sulph. 4
tab. 3
tart. em.
veratr. 36

CHOLÉRA SPORADIQUE.

acid. phos.
arnic.
ars. 11
bellad.
bryon.
camph.
cham. 5
chin.
cocc.
coloc.
croc.
cupr. 2
dulc.
fer.
ipec. 9
merc.
mez.
nux. 5
phos. 2
puls.
rheum. 2
rhus. 3
sec.
sulph. 2
tab.
tart. em.
veratr. 35

CHORÉE.

aconit. 3
aur.
assa. 4
bellad. 12
calc. c. 9
carb. v.
caust. 6
cham.
chin. 3
cic.
cin.
cocc. 2
con.
croc. 5
cupr. 6
— ac. 4
dros.
hyos. 7
ign. 12
iod.
lyc.
nux. 7
oleand.
phos. 2
puls. 5
sep.
silic.
stram. 17
sulph. 8
veratr.
zinc.
— vitr.

COLIQUE.

acon. 3
ars. 4
bellad. 6
bryon. 2
calc. c.
cham. 7
chin. 2
cocc.
coff.
coloc. 14
dulc. 3
graph.
ipec.
lyc.
merc. 4
nux. 8
op. 3
puls. 3
rheum. 2
rhus.
stram.
sulph. 5
tart. em.
veratr. 4

COMA.

acid. mur.
— phos.
ant. cr.
bellad. 2
op. 2
puls. 2
veratr.

COMMOTION CÉRÉBRALE.

arnic. 4

CONGESTION.

acid. phos.
acon. 3
ars.
bar. ac.
bellad.
bryon. 2
calc. c.
chin.
ign.
nux. 2
phos.
puls. 2
rhus.
sep. 2
sulph.
zinc.

CONGESTION CÉRÉBRALE.

acon.
arnic. 2
bellad. 3
bryon.
fer.
merc.
nux.
puls.
sulph.

CONSOMPTION.

arnic.
ars. 3
bellad.
chin.
ipec.
lyc.

CONSTIPATION.

acid. phos.
acon.
alum. 4
ars.
bryon. 5
calc. c.
cann.
carb. v.
fer. m.
mez.
nux. 10
op.
petrol.
plumb.
— ac.
psor.
sep.
stann.
sulph. 6
veratr.

CONTUSION.

acid. sulph.
acon.
arnic. 29
bellad. 2
bryon.
calc. c.
chin.
euphr.
merc.
phos.
psor.
rhus. 5

CONVULSIONS.

acon. 8
ang.
arnic.
ars. 2
bellad. 21
bryon.
calc. c. 2
camph. 2
carb. v. 2
caust. 2
cham. 10
chin.
cic. 2
cin. 3
cocc.
coff.
coloc.
cupr. 6
dig.
hyos. 6
ign. 11
ipec. 5
kali c.
lach. 2
lyc.
men. 2
merc.
mosc. 4
nux. 7
op. 4
phos.
plat. 2
puls. 6
rhus.
sep.

spig.
stann. 2
stram. 9
sulph. 8
thuya.
tart. em.
veratr. 3
viol. od.
zinc.

COQUELUCHE.

acon. 11
arnic. 5
ars. 2
bellad. 14
bryon. 4
calc. c.
— sulph. 3
cham. 4
chin. 2
cic.
cin. 21
coloc.
con. 4
cup. 4
dros. 33
dulc.
hyos. 2
ign. 2
iod.
ipec. 6
laur.
mosc.
nux. 13
op.
puls. 3
sep. 3
stann.
sulph. 10
tart. em.
veratr. 3
zinc.

CORS.

arnic.
ipec. 2
nux.
puls.
tart. em.

CORYZA SEC.

anac.
ant. cr.
natr. m.
puls.

COUPEROSE.

ars. 2
bryon.
calc. c.
ign.
merc.
nux.
rhus. 2
rut.

COXALGIE.

acon. 3
arnic. 2
ars.
aur.
bellad.
bryon. 4
calc. c. 5
— sulph. 4
caps.
caust.
cham.
chin.
cocc.
coloc. 4
con.
graph.
ign.
ipec.
lyc. 2
merc. 4
nux. 2
petrol.
phos.
puls.
rhus. 2
silic.
spong. 2
sulph. 5

CROUP.

acon. 41
bellad. 3
calc. sulph. 33
carb. v.
cham. 4
cupr. sulph.
dros. 2
euph.
ipec. 3
merc. 2
— dulc.
mosc.
nux.
phos. 3
samb. 3
spong. 34
tart. em. 4

CROUTES DE LAIT.

dulc.
lyc.
psor.
rhus. 3
sep.
sulph.

CYSTALGIE.

ars.
bellad.
bryon.
calc. c.
camph. 2
canth. 2
carb. v.
ign.
nux. 2
puls. 2
sabad.
thuya.

CYSTITE.

acon.
bryon.
cann.
canth. 2
sulph.

CYANOSE.

dig.

DARTRES.

acid. phos.
acon.
alum.
am. c.
ant. cr.
anthrac.
ars. 5
aur.
bar. ac.
— car.
— mur.
bovis. 4
bryon. 3
calc. c. 6
— sulph. 4
carb. v. 3
cham. 2
chin.
cic.
clem. 3
con. 9
dulc. 9
graph. 15
herpet.
lach.
led.
lyc. 7
merc. 5
natr. c. 3
nux. 2
petrol.
phos.
psor. 4
puls. 4
ran. b. 2
rheum.
rhus. 13
sep. 9
silic.
staph. 5
sulph. 32
veratr.
vinc. m.
zinc.

DÉLIRE TREMBLANT.

acon. 3
arnic.
bellad. 5
bryon. 2
calc. c.
chin.
coff. 2
hell.
hyosc. 2
lach.
nux. 9
opi. 5
rheum.
stram.
sulph.
tart. em.

DÉMANGEAISON.

acon.
ars.
bary. c.
dulc.
ign.
nux.
rhus.
sepi.
staph.

DENTITION.

acon.
calc. c.
dulc.
rhus.

DYAPHRAGMITE.

bryon.

DIARRHÉE.

ac. nit. 2
— phos. 6
acon. 2
arni.
ars. 9
bell. 3
bryon.
calc. ac. 3
— c. 3
— sul.
caust.
cham. 15
chin. 11
cocc.
colo.
dulc. 10
fer. 2
— car.
ipeca. 4
jal. 2
magn. c.
merc. 10
— sul. 5
nux. 4
opi. 3
petrol.
phos. 6
puls. 15
rheum. 4
rhus. 4
secal. 3
senna.
sepi. 2
sulph. 10
veratr. 8

DYSÉCIE.

ac. phos.
bella. 2
calc. c.
camph.

coff.
dulc.
led.
nux.
petrol. 5
phos.
puls. 3
rhus.
sals.
sulph. 3

DYSENTERIE.

ac. phos. 2
acon. 3
aloès. 2
ars. 8
bell. 4
calc. c.
— sul. 2
canth.
caps. 2
cham. 5
chin. 4
coff.
colch.
coloc. 6
dulc. 2
hell.
ipec. 2
merc. 15
— subl. 25
nux. 2
puls. 8
rheum. 3
rhus. 4
staph. 2
sulph. 10
veratr.

DYSMÉNORRHÉE.

aur.
assa.
bary. c.
bell. 3
bovis.
calc. c.
chin. 2
cocc.
con. 3
croc.
dulc.
graph. 3
hell.
ign.
ipec.
lach.
lyc.
merc. 2
nux. 3
petrol.
phos.
plat. 2
puls. 10
sabin.
secal.
sep.
stann. 2
sulph. 5
veratr. 2

DYSPEPSIE.

ac. nitr.
acon.
aloès.
ammon. m.
assa.
bell.
bism.
bryon. 3
calc. c. 2
camph.
carb. v.
cham. 2
chin.
cocc.
coloc.
dig.
graph.
ipec. 3
kali. c.
lach.
lyc.
natr. m.
nux. 8
phos. 2
puls. 4
sep.
sulph. 5
tart. em.
valer.

DYSPHAGIE.

ac. nitr.
arg.
bell.
calc. c.
— sul.
canth.
chin.
cic.
graph. 2
hyosc.
ign.
lyc.
magn. c.
phos.
puls. 2
sep.
stann.
sulph.
veratr.

DYSURIE.

arg.
calc. c.
canth.
caps.
con.
dig.
dulc.
kali c.
nux.
petrol.
phos.
puls. 3
sabad.
sep.
sulph.
tart. em.
thuya.

ENCÉPHALITE.

ac. phos.
acon. 8
arn. 4
ars. 2
bell. 23
bryon. 6
caust.
cham. 4
chin.
cocc.
coff.
dig. 2
hell.
hyosc. 5
ipeca. 2
merc.
nux.
op. 2
puls. 2
rhus.
spir. nit. d.
stram. 2
sulph. 4
tart. em.

ENFANTEMENT.

acon. 4
arn. 4
bell. 5
bryon. 3
cham.
chin. 3
cocc.
coff. 3
coloc.
dig.
graph.
hyosc.
ign.
lyc.
nux. 3
op.
phos.
plat.
puls. 9
secal. 9
silic.
sulph.

ENGELURES.

bell.
bryon.
nux. 2
petrol. 3
puls. 2
sulph.

ENGOURDISSEMENT.

puls.

ENROUEMENT.

ars.
bell.
bryon.
caust.
dros.
men.
puls.
spong.
sulph.

ENTÉRITE.

acon. 15
ant. cr.
ars.
bell. 5
bryon. 4
carb. v.
cham. 4
coloc. 2
dulc.
ipec.
merc.
nux. 8
puls. 3
rhus.
secal.
sulph.
tart. em.
veratr.

ENTÉRITE CHRONIQUE.

ac. nitr.
— phos.
acon. 7
alum.
ant. cr.
ars. 12
aur.
assa. 2
bar. c.
bell. 9
bryon. 16
calc. c. 11
caps.
carb. v. 6
caust. 6
cham. 9
chin. 5
cocc. 3
coff.
coloc. 4
con. 4
cupr.
dig.
filix. 2
graph.
grat. 2
hell.
ign. 5
ipec.
laur.
lyco. 7
mang. c.
merc. 4
— subl.
natr. m. 2
nux. 35
op. 4
petrol. 3
phos. 9
plat.
plumb. 2

plumb. ac.
psor.
puls. 15
rhus.
secal. 2
sep. 6
silic. 8
staph. 2
stram.
sulph. 21
thuya.
valer.
veratr. 6
zinc.

ENTOZOAIRES.

acon. 5
bell. 2
calc. c. 4
chin.
cin. 6
dros.
filix. 3
hyosc.
nux.
op.
puls.
sabad. 2
sabin.
scona.
spig.
stann.
sulph. 4

ÉPHÉLIDES.

hyosc.

ÉPILEPSIE.

acon. 4
agar. 5
ambr.
arnic. 2
ars.
aur.
bell. 20
bryon. 2
calc. c. 18
camph.
carb. v.
caust. 4
cham. 7
chin.
cic.
cina.
cocc. 2
con.
creos.
cupr. 13
— ac.
graph. 2
hyosc. 12
ign. 15
ipec.
laur.
lyc. 4
magn. c.
mar.
menth.
merc.
— sulph.
natr. c.
— m. 2
nig.
nux. 7
op. 5
plat.
plumb. ac.
puls. 4
rhus.
secal.
sep. 2
sil. 4
stann.
stram. 3
sulph. 15

ÉPISTAXIS.

acon. 2
ambr.
bell. 2
bryon.
canth.
caust.
croc. 6
nux.
rhus.
sep.
sulph.
veratr.

ÉRYSIPÈLE.

acon. 12
arnic.
ars. 4
aur.
bell. 34
bryon. 2
calc. c. 2
— sul. 7
canth.
carb. v.
cham. 3
chin. 3
con.
dulc. 2
graph. 12
ipec. 2
lach. 2
lyc.
merc.
nux. 4
puls. 4
rhus. 29
sals.
secal.
sep.
sil. 4
sulph. 11

ÉTOURDISSEMENT.

acon. 4
arn. 2
ars.
bell. 5
bryon.
calc. c. 2
— sulph.
caust.
chin. 3
cic.
cocc. 3
con. 2
croc.
dulc.
lyc.
merc. 3
natr. m.
nux. 8
op. 2
petrol.
psor.
puls. 5
rhus.
sep. 2
silic. 3
stram.
sulph. 2

EXANTHÈME CHRONIQUE.

acid. nitr. 5
acon. 8
ars. 15
aur. 2
bard.
bar. c.
bell. 9
bovis.
bryon. 2
calc. c. 13
— sulph. 3
camph.
canth.
carb. v. 4
— an.
caust.
cham. 4
chin.
cic.
clem.
cocc. 2
con.
dulc. 7
euphorb.
graph. 15
hell.
ipec. 2
laches. 4
laur. 2
lyc. 10
mar.
merc. 11
— ac.
— sulph.
mez.
natr. c.
nux. 10
ozen.
petrol. 4
psor. 8
puls. 7
rhus. 15
sabad.
sals.
sep. 5
silic. 4
spir. nitr. d.
sulph. 40
thuya. 3
tart. em.
veratr. 3
zinc. 5

EXCORIATION.

merc.
mez.
sulph. 3

EXOSTOSE.

ars.
aur. 2
assa. 3
calc. c. 2
chin.
coloc.
dulc.
lyc.
merc.
mez. 2
phosp. 3
rhus. 2
silic. 3
sulph. 5

FIÈVRE BILIEUSE.

acon. 3
bell.
bryon. 2
calc. sulph.
cham. 8
chin. 4
dros.
ipec.
merc. 2
nux. 4
puls. 4

FIÈVRE CATARRHALE.

acon. 3
bell. 2
bryon.
nux.
puls.

FIÈVRE GASTRIQUE.

acid. phosp.
acon. 5
ant. cr.
ars. 2
asar. 2
bryon. 6
cham. 3
chin. 2
cocc.
ign. 4
ipec. 2
merc.
nux. 5
phosp.
puls. 3
scill.
stram.
veratr.

FIÈVRE INTERMITTENTE.

acon. 20
ant. cr. 4
aranea.
arnic. 20
ars. 76
artem.
aur.
bell. 19
bryon. 20
calc. c. 5
— sulph.
camph.
canth.
caps. 9
carb. v. 14
cham. 12
chin. 59
— sulph. 7
cic.
cina. 13
cocc. 2
con. 3
dulc. 2
dros. 8
fer.
— acid.
graph. 2
hell. 2
hyosc. 5
ign. 33
ipec. 54
iod.
kali c. 2
lach.
lyc.
merc. 5
mez.
mosc.
natr. m. 37
nitr.
nux. 103
op. 7
petrol.
phosp. 5
plat.
puls. 61
rhus. 10
sabad. 14
samb. 2
scilla.
sec. 2
sep. 8
silic. 2
sol.
spig.
spong.
stann.
staph.
stram.
sulph. 16
thuya.
tarax.
tart. em.
valer. 4
veratr. 21

FIÈVRE MUQUEUSE

acon.
bryon.
chin.
coloc.

FIÈVRE TYPHOÏDE ET TYPHUS.

acid. mur. 3
— nitr. 3
— phos. 15
acon. 42
ang.
ant. cr.
arnic. 15
ars. 31
bell. 56
bryon. 52
calc. ac. 2
camph. 5
canth.
carb. v. 6
cascar.
caust. 2
cham. 23
chin. 39
cic. 4
cin. 9
cocc. 12
coff. 2
coloc. 2
colum.
dig. 3
dros.
dulc. 5
filix. 2
hell.
hyosc. 28
ign. 6
ipec. 18
kali c.
lyc. 4
magn. m.
merc. 30
— sulph.
natr. m.
nux. 47
op. 17
phos. 3
plumb.
puls. 33
rheum.
rhus. 35
scill.
silic. 2
spir. nit. d. 6
stann. 2
stram. 7
sulph. 24
tart. em. 2
ther.
valer. 5
veratr. 9

FLATUOSITÉS.

cham.
lyc.
zinc.

FONGUS.

sulph.

FOURMILLEMENT.

rhus.

FRACTURE.

acon.
arnic. 5
chin.
sulph.

FURONCLE.

acon.
arnic. 2
assa.
calc. sulph.
lyc. 2
nux.
phos.
sulph.

GALE.

ars. 2
calc. c. 2
— sulph.
carb. v. 6
caust. 3
graph.
lach.
lyc.
merc. 4
nux.
psor. 6
puls.
rhus. 3
sep. 5
sulph. 19
thuya.
veratr.
zinc.

GANGLIONS.

graph.
silic. 2

GANGRÈNE.

ars. 4
bell. 2
chin.
op.
phos.
silic. 2

GASTRALGIE.

acid. mur.
— nitr.
acon. 2
arnic. 2
ars. 6
bar. ac.
— c.
bell. 5
bryon. 13
calc. c. 10
camph. 2
carb. an. 3
— v. 10
cham. 4
cocc. 4
con. 3
dros.
euphor.
graph. 3
grat. 2
hyosc. 2
ign. 8
ipec. 4
lach.
lyc. 6
magn. c.
— m. 2
men. pip.
merc.
nux. 50
petrol.
phos. 6
plat.
plumb.
puls. 15
rhus.
sec.
sep. 5
silic. 2
spir. nit. d. 2
stann. 3
staph.
sulph. 18
valer.
veratr. 2

GASTRITE.

acon. 2
ars.
bryon. 2
coloc.
nux. 3
puls. 2
rhus.
sep.
veratr.

GASTRITE CHRONIQUE.

acid. nitr.
acon. 3
bell. 2
bryon. 8
calc. c. 2
carb. v. 2
chin. 2
ign. 2
ipec.
lyc. 4
nux. 4
puls.
sep. 2
silic.
stann.
sulph. 3
thuya.
veratr.
zinc.

GASTRO-ENTÉRITE

acon.
ant. cr.
bell.

bryon.
camph. 2
cham.
cocc.
ign. 3
merc.
nux. 5
op.
sulph.
veratr.

GASTRO-MALACIE.

ars.
bell.
carb. v.
cham.
creos.
puls.
sulph.
veratr.

GASTROPATHIE.

acid. phos.
ant. cr.
ars. 3
bar. c.
calc. c. 2
cham.
coloc.
ign.
ipec. 5
lyc.
nux. 12
puls. 4
rhus. 2
sals.
sep.
silic.
staph.
sulph. 3
veratr.
viol. od.

GLOSSALGIE.

chin.
nux.

GLOSSITE.

bell. 3
merc. 4
plat.
puls.

GOÎTRE.

arnic.
bell. 2
calc. c. 2
cic.
con.
graph.
iod. 3
kali c.
lyc.
merc.
natr. c. 2
sulph.

GONOPHYSÈME.

calc. c. 2
cic.
led.
merc.
puls.
silic. 2
staph.

GRIPPE.

acon. 14
arnic. 2
ars. 8
bar. c.
bell. 6
bryon. 11
calc. sulph. 2
camph. 6
canth.
carb. v.
caust. 5
cham. 3
chin. 2
cocc.
con. 2
euphr.
fer. ac.
hyosc.
ign. 2
iod.
ipec. 3
lyc.
merc. 5
nux. 17
phos. 2
puls. 10
rhus. 3
sabad. 2
scill.
sec.
seneg.
sep.
silic.
sol.
spig.
spong.
stann.
staph.
stram.
sulph.
tarax.
tart. em.
veratr. 2

GROSSESSE.

acon. 3
bell. 3
bryon. 2
calc. c.
cham. 3
coff.
ipec.
mosc.
nux. 4
puls. 3
sep. 2

HÉMATÉMÈSE.

acon. 3
arnic.
bell.
bryon. 2
chin. 2
dros.
hyosc.
ipec. 4
lyc.
nux. 3
puls. 3
seneg.
stann.
veratr.

HÉMATURIE.

canth. 2
ipec.
lyco.
merc.
millef.
puls.
thuya. 2

HÉMÉRALOPIE.

bell. 3
dig. 2
hyosc. 3
merc.
puls. 2
stram. 2
veratr.

HÉMIPLÉGIE.

acon.
arnic.
bell. 2
camph.
caust. 2
cocc. 5
coloc.
graph.
hyosc.
ipec.
merc.
nux. 2
op.
phos.
rhod.
rhus.
stann.
valer.
zinc.

HÉMOPTYSIE.

acid. phos.
— sulph.
acon. 15
arnic. 11
bell.
bryon. 5
calc. c. 3
— sulph.
camph.
carb. v. 4
chin. 4
dig. 2
ign.
ipec.
kali c.
led. 6
lyc. 2
millef. 2
natr. c.
nux. 7
op.
par.
phos. 5
puls. 4
rhus. 5
sep. 4
silic.
stann.
sulph. 4

HÉMORRHAGIE.

bryon.
cham.
clem.
nux.

HÉMORRHOÏDES.

acid. mur.
— nitr.
acon. 5
amm. c.
ars. 3
aur.
bell.
bryon. 4
calc. c. 4
carb. v.
cham. 2
chin.
con.
creos.
croc.
graph. 5
ign. 3
lach.
lyc.
merc.
natr. c.
nux. 13
phos. 2
psor.
puls. 4
rhus.
sep. 4
silic. 2
staph.
sulph. 12
thuya. 2

HÉPATITE.

ant. cr.
bryon.
dig.
merc.
nux.
puls.
sulph.

HÉPATITE AIGUE.

acon. 14
ars. 2
bell.

bryon. 15
cann.
cham. 6
chin.
dig.
ign.
lyc.
mang. m.
merc. 9
nux. 11
puls. 4
rhus. 2
silic.
sulph. 6

HÉPATITE CHRONIQUE.

acid. nitr.
— phos.
acon. 3
aur.
bell. 3
bryon. 2
calc. c. 5
carb. v.
caust.
cham. 7
chin.
cocc. 3
con.
graph. 2
ign. 4
kali c.
lyc. 4
mang. m. 2
natr. m.
nux. 15
phos.
psor.
puls. 2
sep.
silic.
sulph. 8
veratr. 2
zinc.

HERNIE.

am. c.
ars.
aur. 2
bellad. 2
calc. c.
chin.
cocc. 7
mang. c.
nux. 23
op.
plumb. ac.
psor.
puls.
rhus. 3
sec.
sulph.
veratr. 2

HOQUET.

bellad.
bryon.
hyos.
nux.
puls.
stram.

HYDROCÈLE.

arnic.
con.
dig. 2
graph. 2
nux.
puls. 2
sulph.

HYDROCÉPHALE.

acon. 3
arnic. 4
bellad. 8
bryon.
calc. c.
chin.
con.
dig.
hell.
ipec.
kali sulph.
merc. 3
nux.
phos.
rheum.
silic.
sulph. 2

HYDRO-PÉRICARDE.

ars.
calc. c.
carb. v.
lyc.
sulph.

HYDROPHOBIE.

anac.
bellad. 2
hydroph. 2
hyos. 2

HYDROTHORAX.

ars. 5
bryon. 2
caïnca.
carb. v.
chin. 3
colch.
dig. 5
graph.
hell. 4
kali c.
lyc. 2
merc.
op.
puls.
sep.
sulph. 2

HYDROVARION.

bellad.
merc.

HYPOCONDRIE.

acid. nitr.
ars.
assa.
aur. 2
calc. c.
cham.
con. 2
graph.
natr. m.
nux. 7
petrol.
phos. 2
puls.
sep. 3
silic.
sulph. 4
veratr.

HYSTÉRIE.

acon.
arnic.
ars.
asar.
aur. 3
bellad. 2
bryon. 3
calc. c. 2
calc. sulph.
camph.
cann.
carb. v.
cham. 2
chin. 4
con.
fer.
graph.
hell.
hyos. 2
ign. 5
ipec.
mang. m.
natr. m.
nux. 9
op.
petrol.
phos.
puls. 7
rhus.
sep. 2
silic. 3
sulph. 4
veratr. 2

ICTÈRE.

acon. 4
ars. 2
aur. 4
bellad. 4
bryon. 7
cham. 6
chin. 6
cocc.
colch.
dig. 7
hell.
hyos.
ign. 4
ipec.
mang. m.
merc.
natr. m.
nux. 14
puls. 10
rhus.
sep.
sulph. 4

IDIOTISME.

anac.
bellad.
silic.

ILÉUS.

bryon. 2
nux. 2
op. 3
plumb. 2
veratr.

IMPUISSANCE.

acid. mur.
anac.
camph.
cann.
caps.
chin.
con.
ign.
lyc.
nux.
sep.

INCONTINENCE.

arnic.
calc. c.
cann. 2
carb. v.
caust. 2
con.
lyc.
natr. m.
phos.
psor.
puls. 3
rhus.
sulph. 2

INDURATION.

bellad.
carb. an.
con.
silic.

INSOLATION.

acon.
bellad.
coff.

INSOMNIE.

hyos.
silic.

ISCHURIE.

aur.

camph.
canth.
dig.
dulc.
nux. 2
sulph.

LARYNGITE.

acon. 4
am. c.
ars.
bellad.
calc. sulph. 2
dulc.
hyos.
merc.
mosc.
par.
samb.
spong. 4
tart. em.

LÈPRE.

acid. nitr.
calc. c.
graph.
lyc.
sep.
silic.
sulph.

LÉTHARGIE.

acon.
bellad.
graph.
nux.
op.
puls.
stram.

LEUCORRHÉE.

acid. phos.
alum. 2
ars.
bov.
calc. c. 4
carb. v. 2
cham.
chin.
con.
graph. 2
ign.
leucor. 2
lyc. 3
mang. c. 2
— m.
merc. 2
natr. c.
— m. 3
nux. 3
phos.
psor.
puls. 6
sep. 3
silic. 3
stann.
sulph. 7
zinc.

LIENTERIE.

cham.
chin. 2
ipec.
merc.
sulph. 2

LIPOTHYMIE.

anac.
chin.
cocc.
nux.

LOUPE.

bar. c.
calc. c. 3
caust.
graph.
kali c.
natr. c.
phos.
silic. 2

LUMBAGO.

acon.
coloc. 2
rhus. 3
stann.
sulph.

LUXATION.

acon. 2
arnic. 19
ars.
bryon. 2
calc. c. 2
cocc.
nux. 2
puls.
rhus. 2
sulph. 4

MAL DE MER.

bryon.
cocc.
merc.
nux.
staph.

MASTOÏTE.

acid. nitr.
— sulph.
acon. 4
am. c.
arnic. 6
ars. 2
bar. c.
bellad. 3
bryon. 5
calc. c. 3
— sulph.
carb. v.
cham. 3
chin.
con. 2
dulc.
graph. 4
iod.
lyc. 2
merc. 3
mez.
natr. c.
nux. 4
phos. 9
plat.
puls. 11
rhus. 2
sep.
silic. 8
stann.
staph.
sulph. 10
verb.
zinc.

MELÆNA.

acon.
ars.
bellad. 2
chin. 2
ipec. 2
nux. 2
petrol.
rhus.
stann.
sulph.
zinc.

MÉNINGITE.

acon. 2
bellad. 3
bryon.
nux.
tart. em.

MERCURE (ABUS).

acid. nitr. 8
ars. 2
aur. 3
bellad. 4
bov.
calc. c. 3
— sulph. 8
camph.
carb. v.
cham. 2
chin. 4
coloc.
croc.
fer. m.
graph.
hyos.
merc. 2
— viv.
nux. 2
op.
puls.
sep. 2
silic.
staph.
sulph. 8

MÉTRALGIE.

bellad.
fer.
puls.

MÉTRITE.

acid. nitr.
— phos. 3
acon. 6
ars.
aur.
bellad. 10
bryon.
cham. 4
chin.
cocc.
con. 2
iod.
jalap.
laur.
mang. m.
merc.
nux. 6
petrol.
plat. 5
puls. 6
sec.
sep. 3
silic. 2
staph.
sulph. 8
thuya. 2

MÉTRO-PÉRITONITE-PUERPÉRALE.

acon. 12
arnic.
aur.
bellad. 15
bryon. 9
calc. c.
— sulph.
cast.
caust.
chin.
cocc.
coloc.
dulc.
ign.
merc.
nux. 7
puls. 4
sulph. 2
veratr.

MÉTRORRHAGIE.

acon.
arnic.
ars.
bar. c.
bellad. 5
bryon. 5
calc. c. 2
camph.
carb. an.
cham. 8
chin. 18
cic.
cin.
cocc. 2

coff.
croc. 19
fer. 3
— ac.
— c.
hyos.
ign. 3
ipec. 2
laud.
laur.
lyc. 2
mang. m.
menth. pip.
natr. c.
nux. 11
op.
phos. 2
plat. 5
puls. 6
sabin. 18
sec. 6
sep.
silic. 2
sol.
spir. nit. d.
— sulph. æth.
stram.
sulph. 2

MILIAIRE.

acon. 5
bellad. 5
bryon. 4
calc. sulph.
coff.
hell. 3
ign.
ipec.
lyc.
nux.
op.
puls.
sep.

MORSURE.

acon.
arnic.
bellad.
lach.

MYÉLITE.

arnic.

MYOPIE.

arnic.

NASITE.

bellad.
phos.

NÉCROSE.

assa.
bellad.
calc. c. 2
caps.
chin.
lyc.
merc.
silic.
sulph. 2

NÉPHRITE.

acon. 5
bryon.
camph.
cann.
canth. 5
coloc.
kali c.
lach.
led.
lyc. 3
nux. 6
scill.
stann.

NÉVRALGIE.

acid. mur.
acon. 2
agar.
ars. 2
assa.
bellad. 5
bryon. 2
calc. c.
cham.
coloc.
con. 2
hyos.
ign.
mang. m.
nux. 3
ol. an.
puls. 3
sep.
sulph. 3

NÉVRALGIE — FACIALE.

acid. nitr.
acid. phos. 2
acon.
anac.
ars.
bar. c. 2
bellad. 15
bryon. 2
calc. c. 3
— sulph.
camph. 3
carb. v.
cham. 3
colch.
coloc.
graph. 2
lyc. 2
merc. 5
— viv.
mez. 4
nux. 5
phos. 4
puls. 4
rhus. 4
sabad.
sep. 6
silic.
spig. 3
stann.
staph. 2
stram.
sulph. 4
thuya.
zinc. 2

NÉVRALGIE PLANTAIRE.

puls.

NÉVRALGIE SCIATIQUE.

acon.
arnic. 2
ars. 4
bellad.
bryon. 5
calc. ac.
canth.
carb. v.
caust. 2
cham. 6
chin.
coloc. 4
dulc.
led.
merc.
nux. 4
op.
phos.
psor.
puls.
rhus. 2
silic.
sulph. 4
tereb.

NÉVRALGIE THORACIQUE.

bryon.
nux.

NÉVROSES.

bryon.
carb. v.
cyc.
merc.
nux.
sulph. 2

NYMPHOMANIE.

plat. 2

ODONTALGIE.

acid. nitr.
acon. 10
ant. cr.
arnic. 2
aur.
bar. ac.
— car.
bellad. 9
bryon. 6
calc. c. 5
— sulph. 2
canth. 2
cham. 18
chin. 6
cocc.
coff. 3
euphr.
graph. 2
hyos. 3
ign. 2
lyc. 2
magn. art.
merc. 10
— viv. 3
mez. 2
nux. 21
op.
petrol.
plat.
psor. 3
puls. 26
rhus. 5
sabin.
sep. 4
silic. 2
spig. 3
staph. 2
sulph. 7
veratr.

ŒDÈME.

dulc.
nux.
phos.
puls.
spong.
sulph.

OPHTHALMIE.

acid. nitr. 10
— phos. 9
acon. 25
arnic. 2
ars. 14
aur.
bar. ac.
bellad. 56
bryon. 7
calc. c. 51
— sulph. 16
cann. 11
carb. v.
caust. 12
cham. 14
chin. 7
cic.
cocc. 10
coloc. 2
con. 6
croc. 3
dig. 3
dulc. 5
euph.
euphr. 26
fer. ac.
graph. 6
ign. 6
jalap.
kali c.
— sulph.
lach.
laur.
lyc. 10
mang. c.

merc. 16
— sulph.
— viv. 4
natr. c. 2
— m.
nux. 15
petrol. 2
phos. 5
psor. 3
puls. 27
rhus. 21
rut.
sep. 13
silic. 7
spig. 6
staph. 10
stram.
sulph. 75
tart. em. 2
tax. bac.
tereb.
tinein.
vaccin.
variol.

ORCHÉOCÈLE.

calc. sulph.
carb. v.
con.
graph.
lyc.
nux.
sulph.

ORCHITE.

acid. nitr. 2
acon. 4
arnic. 5
aur. 5
bellad.
calc. c.
clem. 4
cocc.
con.
graph.
iod. 4
lyc.
merc. 3
natr. m.
nux. 3
petrol.
phos.
puls. 6
rhod.
silic.
spig.
spong. 6
sulph. 2
zinc.

ORGELET.

puls. 2
sulph.

ORTIAIRE.

acon.
ant. cr.
ars.
bar. ac.
bellad.
calc. sulph.
dulc. 4
ipec.
nux. 3
psor.
rhus. 2
sep.

OSTÉITE.

acid. phos.
assa. 2
aur.
bellad.
calc. c.
— sulph. 2
chin. 2
cocc.
coff.
fer.
hyos.
led.
lyc.
mang. ac.
— m.
merc. 2
mez. 2
puls. 3
sabin.
silic. 5
sulph.

OTALGIE.

bellad.
coff.
ign.
nux.
puls.
sep.

OTITE.

acon. 6
bellad. 3
bryon. 2
calc. c.
— sulph.
camph.
canth.
ign.
mang. c.
merc.
nux. 2
puls. 14
silic. 2
staph.
sulph. 2

OTORRHÉE.

assa.
bellad. 3
cann.
euphr.
merc.
natr. c.
silic.
staph.
sulph. 2

OVARITE.

acon. 3
arnic.
bryon. 4
calc. c.
cham.
chin.
coloc.
croc.
dig.
ipec.
merc. 2
nux. 4
plat.
puls. 2
sabin.
sep.
sulph.

OZÈNE.

alum.
aur. 4
bell.
calc. c.
mang. c.
ozen. 2
phos. 2
puls.
sep.
silic.
sulph.

PANARIS.

acon. 2
alum.
bell.
bryon.
calc. c.
— sulph. 4
carb. v.
cham.
magn. art.
merc. 2
nux. 2
rhus. 2
sep.
silic. 7
staph.
sulph. 6

PARALYSIE.

acon. 3
anac. 4
ang.
arnic. 8
ars.
asar.
aur.
bar. c.
bell. 5
bryon. 8
calc. c. 2
camph.
carb. v. 4
caust. 7
cham.
chin. 5
cic.
cocc. 12
con.
dig.
dulc. 2
graph. 3
hyosc.
ign.
ipec. 2
kali c.
lach.
lyc. 3
merc. 2
nux. 18
oleand. 3
op.
phos.
plumb. ac.
puls. 4
rhus. 15
sec.
seneg. 2
sep. 2
silic. 5
spig.
stann. 2
staph.
sulph. 9
thuya.
veratr. 2
zinc. 3

PARROTITE.

acon.
arnic.
bell. 7
bryon. 9
calc. c.
— sulph. 3
carb. v.
dulc.
iod.
merc. 8
puls.
rhus. 4
sep.
silic. 2
sulph. 2

PARULIE.

carb. v.
nux.
staph.
sulph.

PÉRITONITE.

acon.
ars.
bell.
bryon.
ipec.
nux.
phos.
sec.

PÉTÉCHIES.

led.
rhus.

PHALLITE.

acon.
ars.
rhus.
sulph.

PHARYNGITE.

acon. 2
arnic.
ars. 2
bell. 2
carb. v.
hyosc.
ign. 2
merc. 2
petrol.

PHLÉBITE.

acon.
ars.
carb. v.
phos.
puls.

PHTHISIE.

acid. hydroc.
— nitr. 6
— phos. 6
— sulph.
acon. 25
ambr.
amm. c.
arnic. 2
ars. 21
aur. 2
bell. 16
bryon. 11
calc. ac.
— car. 23
— sulph. 7
carb. v. 11
caust. 6
cham. 3
chin. 21
coloc.
con. 5
croc.
dig. 4
dros. 6
dulc. 7
fer. 2
— ac. 2
graph. 4
gayac.
hedera. 2
hyosc. 2
ign 2
ipec. 2
kali c. 19
lach.
laur.
led.
lyc. 25
mang. m.
merc. 6
— sulph.
natr. m.
nitr. 3
nux. 18
oleand.
ol. an.
op.
petrol.
phos. 18
psor. 6
phthis.
puls. 19
samb. 2
sec.
seneg.
sep. 21
silic. 14
spong. 3
stann. 37
staph. 3
sulph. 54
tart. em.
veratr.
zinc.

PLÉTHORE.

acon. 3
bell.
phos.
sulph. 2

PLEURÉSIE.

acid. mur.
acon. 71
ant. cr.
arnic. 9
ars. 4
bell. 12
bryon. 54
calc. c. 3
cann.
canth.
cham. 3
chin. 2
dulc.
ipec.
lyc. 4
magn. m.
merc. 3
natr. m.
nux. 18
phos.
puls. 12
rhus. rad.
— tox. 8
sals.
scill. 4
sep.
spir. nitr. d.
sulph. 7

PLIQUE.

acid. sulph.
acon.
aur.
bell. 2
calc. sulph.
hyosc.
ign.
merc.
natr. m.
psor.
puls.
rhus.
spong.
staph.
sulph.
vinc. m. 3

PNEUMONIE.

acid. phos. 5
acon. 94
arnic. 8
ars. 2
bar. c.
bell. 14
bryon. 77
calc. c.
camph. 3
cann. 5
carb. v. 2
cham. 3
chin.
coff.
con. 3
dig.
dros.
dulc. 4
fer. ac.
hyosc. 6
kali c. 3
lyc. 5
merc. 3
nitr.
nux. 25
op.
phos. 3
puls. 13
rhus. 13
scilla. 6
seneg. 3
sep.
stann. 5
sulph. 14
tart. em.
veratr.
zinc.

POLLUTIONS.

carb. v.
phos.
puls. 2
staph.
sulph.

POLYPE.

calc. c. 4
mar. 2
phos. 2
sulph.

PROCTALGIE.

sulph.

PROLAPSUS.

bell. 2
ign. 3
merc. 3
sep. 2

PROSTATITE.

puls.
thuya.

PSOÏTE.

acid. nitr.
acon.
assa.
calc. ac.
chin.
cocc. 2
dig.
dulc.
merc. 2
— viv.
phos.
silic.
sulph.

PTYALISME.

acid. nitr. 2
merc.
nux.
phos.

PYROSIS.

acid. sulph.
calc. c. 2
caps.
carb. v.
nux.
sep.
sulph. 3

QUINQUINA (ABUS)

agn.
arnic.
ars.
bell.
bryon. 2
calc. c.
caps.
carb. v.
chin. 4
cupr.
fer.
ign.
ipec. 6
men.
natr. m.
nux. 7
op.
puls. 2
rhod.
sabad.
stann.
sulph.
veratr. 4

RACHITISME.

acid. phos.
assa.
bell. 3
calc. c. 2
— sulph. 3
chin.
cin.

dulc.
rut.
sep.
silic. 2
stram.
sulph. 3

RANULE.

acid. nit.
ambr.
calc. c.
merc. 2
— viv.
sulph.
thuya.

RAPHANIE.

bell.
hyosc.
sol.

REFROIDISSEMENT (DISPOSITION AU)

arnic.
calc. c.
carb. v.
lyc.
nux.
sulph.

RÉTENTION D'URINE.

ars.
calc. c.
— sulph.
cann.
chin.
cocc.
colch.
dig.
lyc.
nux. 2
phos.
puls.
sulph.
uva ursi.

RHAGADES.

calc. c.
kali sulph.
rhus.

RHINITE.

acon.
ars.
nux.

RHUMATISME.

ars. 2
bryon.
caps.
ign.
ipec.
nux. 3
psor.
puls. 2
rhus.
veratr.

RHUMATISME AIGU

ac. phos.
acon. 15
ant. cr. 3
arnic. 5
ars. 2
bell. 5
bryon. 29
camph.
canth.
carb. v. 2
caust.
cham. 4
chin. 5
— sulph.
cocc. 2
colch.
coloc. 2
dulc. 7
hyosc.
ign. 4
lyc. 2
merc.
mosch.
nux. 15
phos.
puls. 11
rhod.
rhus. 13
sep. 2
stann.
staph.
stram.
sulph. 4
tarax.
tart. em. 4
thuya.
variol.

zinc.

RHUMATISME CHRONIQUE.

ac. mur.
acon.
arnic. 2
ars. 3
bell. 2
bryon. 3
calc. c. 2
carb. v.
caust. 2
cham.
chin. 2
cocc.
con.
dulc. 2
graph.
gayac.
ign. 2
ipec. 2
lyc. 4
merc.
— viv. 2
natr. m.
nux. 8
op.
phos. 2
puls. 2
rhus. 6
— rad.
sep.
silic.
sulph. 7
thuya.

ROUGEOLE.

acon. 23
arnic. 2
ars.
bell. 8
bryon. 9
calc. sulph 3
cham.
chin. 2
magn. c.
merc.
morbil. 10
nux. 4
phos. 3
puls. 12
rhus.
spong. 3
sulph. 11

SATYRIASIS.

chin.
puls.

SCARLATINE.

ac. nitr.
— phos.
acon. 26
ars.
bell. 49
bryon. 4
calc. c.
— sulph.
camph. 2
carb. v.
chin. 3
coff. 6
dulc.
hell. 2
iod.
ipec.
lyc.
merc. 10
— viv
nux.
phos. 3
puls. 3
rhus. 2
spong.
sulph. 10
veratr.

SCROFULES.

ars. 4
assa. 4
aur. 3
— m.
bar. ac.
— c. 2
bell. 7
bryon.
calc. c. 15
— sulph. 2
cham.
chin.
cic.
cin.
cocc.
con.
dulc.
graph. 3
iod. 2
led.
lyc. 4
merc.

merc. viv. 2
mez.
nux. 2
petrol. 2
phos. 2
psor. 2
puls.
rheum.
rhus.
sep. 3
silic. 13
staph.
sulph. 11
veratr.

SOMNAMBULISME.

ant. cr.
bryon.
phos.
silic.

SPASMES.

bell. 2
cocc. 2
ign.
nux. 4
oleand.

SPERMATORRHÉE

ac. phos.
sep.
sulph.

SPLÉNITE.

arnic.
ars.
berb. vul.
bryon. 2
chin.
ign.
nux.
puls.
sulph.
zinc.

SQUIRRHE.

ac. nitr.
ars. 3
bell.
calc. c. 2
carb. an.
con.
graph.
lyc. 2

mez.
nux.
petrol.
phos. 2
sep.
silic.
staph.
zinc.

STÉATOME.

bar. c.

STÉRILITÉ.

calc. c. 3
cann. 2
cham.
cupr.
fer.
merc. 2
phos. 3
puls.
sep.
sulph. 3

STOMATITE.

acon.
ars. 2
bell.
chin. 2
hell. 2
merc. 7
— sub.
— viv.
natr. m.
nux.

STRABISME.

alum.
calc. c.
natr. c.
— m.
petrol.

STRANGURIE.

bell.
hyosc.
puls.
staph.

SUETTE.

hin.
samb.
sep.

SUEUR.

ac. phos.
chin.
cocc.
merc.
samb.
silic.

SURDITÉ.

ac. nitr.
aur.
bell.
calc. c. 2
carb. an.
dulc.
led.
merc.
petrol.
puls. 4
sep.
silic. 2
sulph. 3

SYPHILIS.

ac. nitr. 57
— phos. 5
acon. 10
agn.
amm. c.
ant. cr.
arnic. 3
ars. 4
assa. 2
aur. 18
bell. 6
bor.
bryon. 2
calc. ac.
— c. 2
— sulph. 3
camph. 3
cann. 35
canth. 8
caps. 5
carb. an.
— v. 4
cham.
chin. 3
cinn. 2
clem. 4
cop. 6
cubeb. 5
dulc. 5
euphr. 4
gonor.
graph. 2
kali c.
lach.
lam.
lyc. 6
mang. ac.
merc. 82
— dulc. 2
— sub. 10
— viv. 25
mez. 5
natr. c.
— m. 3
nux. 8
petrol. 8
petros. 61
phos. 2
psor. 3
puls. 10
rhod. 3
rhus. 3
sabin.
sals.
samb. 2
scilla.
selen. 2
sep. 14
silic. 6
spig.
spir. nit. d.
spong. 3
staph. 2
sulph. 45
syphil.
thuya. 62
zinc.

TABES.

ac. nit.
acon.
ambr.
ars. 3
aur.
bell. 4
bryon. 2
calc. c. 7
— sulph.
carb. v. 2
caust.
chin. 2
cin.
coff.
coloc.
con.
dulc.
graph. 2
ign.
ipec. 2
led.
lyc.
merc. 2
— sulph.
natr. m.
nux. 5
phos. 2
psor. 2
puls. 3
sep. 2
silic. 2
sulph. 11

TEIGNE.

ars. 3
bar. a.
— c. 2
bell. 3
bryon.
calc. c. 10
— sulph.
carb. v.
cham. 2
coff.
dulc. 2
graph. 6
ipec.
lyc. 4
magn. m.
merc.
nitr.
nux.
oleand. 2
phos.
psor. 4
rhus. 8
sep.
silic.
staph. 2
sulph. 17
tinein.

TÉTANOS.

acon. 2
ang.
bell. 2
bryon.
cal. c.
camph.
chin.
cic. 3
hyos.
ign.
merc.
nux. 2
op.
phos.
rhus.
staph.
stram. 2
sulph. 2

TOUX.

ac. phos.
acon. 14
ambr. 2
am. m.
arnic.
ars. 2
assa.
bar. ac.
bellad. 13
bryon. 19
calc. c. 3
— sulph. 3
camph.
carb. v. 4
caust.
cham. 10
chin. 4
cin. 4
con. 6
creos.
cupr.
dros. 13
dulc.
fer.
heder.
hyos. 8
ign. 2
ipec. 14
kali c. 4
lact.
laur. 2
led.
lyc. 2
magn. m.
mang. ac. 3
merc. 4
— viv.
natr. m. 2
nux. 17
op. 2
phell.
psor. 2
puls. 14
rhus.
samb.
scill.
sep. 7

spong. 3
stann. 6
sulph. 20
tab.
tart. em.
tuss.

TRACHÉITE.

ac. nitr.
acon. 15
ant. cr.
arnic.
ars. 3
aur.
bellad. 4
calc. c. 2
— sulph. 18
carb. v. 3
cham.
chin. 2
con.
cupr. sulph.
iod. 2
ipec.
kali c.
lyc. 2
merc. d.
nux.
phos. 4
samb. 2
sep.
spong. 18
sulph. 2
tart. em.

TREMBLEMENT.

bellad. 3
calc. c.
caust.
graph.
lyc.
nux.
phos. 2
rhus.
sep.
silic.
veratr.
zinc.

TRISME.

ac. hydr.
ambr.
arnic.
bellad. 3
camph.
caust.
chin.
cic.
ign.
ipec.
merc. 2
— viv.
op.
phos.
veratr.

TUMEURS.

ac. nitr. 2
acon. 5
ant. cr.
ars. 2
assa. 2
aur.
bar. c. 2
bellad. 6
bryon. 3
calc. c. 5
— sulph. 2
cann.
carb. v.
caust.
cham.
chel.
chin. 3
clem. 2
cocc.
coloc.
con. 3
croc.
dig.
dulc. 2
hell.
ign. 2
ipec.
lach. 3
led.
lyc. 3
merc.
natr. m.
nux. 6
phos. 2
plat.
psor.
puls. 7
rheum.
rhus. 2
sabin.
sep.
silic. 12
spir. nit. d.
spong. 2
staph. 3
sulph. 9
veratr. 2

TYMPANITE.

nux.
puls.
sulph.

ULCÈRES.

ac. nitr. 5
— phos.
acon. 5
ant. cr. 2
arnic. 2
ars. 13
assa.
aur. 2
bar. a.
bellad. 9
bryon. 5
calc. c. 14
— sulph. 6
camph. 2
carb. an. 2
— v. 4
caust. 3
cham. 2
chin. 7
con. 2
dacryo.
euphr.
graph. 10
ign.
lach. 7
lyc. 9
merc. 5
— viv. 3
mez. 2
natr. m.
nitr.
nux. 7
ozæn.
petrol. 4
phos. 2
psor. 4
puls. 6
ran. bul.
ran. scel.
rhus. 7
sabin. 2
sep. 7
silic. 33
stann. 2
staph.
stram.
sulph. 35
thuya.
veratr.
zinc.

URÉTHRORRAGIE.

acon.
arnic.
calc. c.
canth.
hyos.
lyc.
puls.
sulph.
zinc.

VARIOLE.

acon. 19
ars. 6
aur.
bellad. 14
bryon. 3
calc. c.
cann.
chin.
coff.
ign.
merc. 16
nux. 5
puls. 6
rhus. 4
silic.
stram.
sulph. 7
vaccin. 13
variol. 7

VERRUES.

ac. nitr.
acon.
aur.
calc. c.
camph.
caust.
dulc. 2
rhus. 3
sulph. 4
thuya.

VOLVULUS.

bellad.
carb. an.
merc.
nux.
op.
rhus.
sulph.

VOMISSEMENT.

ac. phos.
acon.
ant. cr.
ars. 3
bellad. 3
bryon. 5
calc. c. 4
canth.
carb. v.
cham.
chin.
cocc. 3
coloc.
con.
cupr.
fer.
— c.
graph.
ign.
ipec. 12
lyc.
natr. m.
nux. 17
phos.
plumb.
puls. 10
sep.
silic. 2
sulph. 7
tart. em.
veratr. 4

ZONA.

ars.
calc. c.
graph.
silic.

MÉDICAMENTS.

ACIDUM HYDROCIANICUM.

choléra épid. 3
phthisie.
trisme.

ACIDUM MURIATICUM.

asthme.
coma.
fièvre typh. 3
gastralgie.
hémorrhoïdes.
impuissance.
névralgie.
pleurésie.
rhumat. chr.

ACIDUM NITRICUM.

aliénat. ment.
amblyopie.
amygdalite.
anasarque. 2
carie. 3
céphalalgie. 2
charbon.
chlorose.
diarrhée. 2
dyspepsie.
dysphagie.
entéropat. chr.
exanth. chr. 5
fièvre typh. 3
gastralgie. 3
gastrite chr. 1
hémorrhoïdes.
hépatite chr.
hypocondrie.
lèpre.
mastoïte.
merc. (abus). 8
métrite.
névralgie fac.
odontalgie.
ophthalmie. 10
orchite. 2
phthisie. 6
psoïte.
phtyalisme. 2
ranule.
scarlatine.
squirrhe.
surdité.
syphilis. 57
tabes.
trachéite.
tumeurs. 2
ulcères. 5
verrues.

ACIDUM PHOSPHORICUM.

amygdalite.
arthrite chron.
bronchite chr.
cancer.
carie. 2
choléra spor.
—épidémiq 5
coma.
congestion.
constipation.
dartres.
diarrhée. 6
dysésie.
dysenterie. 2
encéphalite.
entéropat chr.
fièvre gastriq.
—typhoïd. 15
gastropathie
hémoptysie.
hépatite chr.
leucorrhée.
métrite. 3
névr. faciale. 2
ophthalmie. 9
otite.
phthisie. 6
pneumonie. 5
rachitisme.
rhumat. aigu.
scarlatine.
spermatorrhée
sueur.
syphilis. 5
toux.
ulcères.

ACIDUM SULFURICUM.

contusion.
hémoptysie.
mastoïte.
phthisie.
plique.
pyrosis.
vomissements.

ACONITUM.

adénite.
aliénation. 7
aménorrhée. 4
amygdalite. 25
anasarque.
angite. 15
apoplexie.
arthr. aiguë. 16
ascite. 2
asthme. 9
blessure.
bronch. aiguë 7
— chron. 9
brûlure.
cancer. 4
cardite. 2
cardiospasme 2
carie.
céphalalgie. 6
choléra épid. 6
chorée. 3
colique. 3
congestion. 3
— cérébrale.
constipation.
contusion.
convulsions. 8
coqueluche. 11
coxalgie. 3
croup. 41
cystite.
dartres.
délire tremb. 3
démangeaison.
dentition.
diarrhée. 2
dysenterie. 3
dyspepsie.
encéphalite. 8
enfantement. 4
entér. aiguë. 15
— chron. 7
entozoaires. 5
épilepsie. 4
épistaxis. 2
érysipèle. 12
étourdissem. 4
exanth. chr. 8
fièvre bilieuse 3
— catarrhale. 3
— gastrique. 5
— intermit. 20
— muqueuse.
— typhoïde. 42
foulure.
fracture.
furoncle.
gastralgie. 2
gastrite aiguë 2
— chron. 3
gastro-entér.
grippe. 14
grossesse. 3
hématémèse. 3
hémiplégie.
hémoptysie. 15
hémorrhoïd. 3
hépat. aiguë. 14
— chron. 3
hydrocéphale 3
hystérie.
ictère. 4
insolation.
laryngite. 4
léthargie.
lumbago.
luxation.
mastoïte. 4
mélœna.
méningite. 2
métrite 6
met.-per.-p. 12
métrorrhagie.
miliaire. 5
morsures.
néphrite. 5
névralgie. 2
— faciale.
— sciatique.
odontalgie. 10
ophthalmie. 25
orchite. 4
ortiaire.
otite. 6
ovarite. 3
panaris. 2
paralysie. 3
parrotite.
péritonite.
phallite.
pharyngite. 2
phlébite.
phthisie. 25
pléthore. 3

pleurésie. 71
plique.
pneumonie. 94
psoïte.
rhinite.
rhum. aigu. 15
— chron.
rougeole. 23
scarlatine. 26
stomatite.
syphilis. 10
tabes.
tétanos. 2
toux. 14
trachéite. 18
tumeurs. 5
ulcères. 5
uréthrorrhag.
variole 19
verrues.
vomissements.

ACTÆA SPICATA.

arthrite aiguë.

AGARICUS MOSCARIUS.

épilepsie. 5
névralgie.

AGNUS CASTUS.

quinquina (ab.)
syphilis.

ALOÈS.

dysenterie. 2
dyspepsie.

ALUMEN.

céphalalgie.
constipation. 4
dartres.
entérite chr.
leucorrhée. 2
ozène
panaris.
strabisme.

AMBRA.

aliénation.
asthme.
choléra épid.
épilepsie.
épistaxis.
phthisie.
ranule.
tabes.
toux. 2
trisme.

AMMONIUM CARBONICUM.

bronch. aiguë.
dartres.
hémorrhoïdes.
hernie.
laryngite.
mastoïte.
phthisie.
syphilis.

AMMONIUM MURIATICUM.

dyspepsie.
toux.

ANACARDIUM.

aliénation. 3
anosmie.
apoplexie.
coryza sec.
hydrophobie.
idiotisme.
impuissance.
lipothymie.
névralgie fac.
paralysie. 4

ANGUSTURA.

carie.
convulsions.
fièvre typhoïde
paralysie.
tétanos.
typhus.

ANTIMONIUM CRUDUM.

aménorrhée.
aphonie.
asthme.
cancer.
choléra épid.
coma.
cors.
dartres. 2
entérite aiguë.
entéropathie.
fièvre gastriq.
— intermit. 4
— typhoïde.
gastro-entér.
gastropathie.
hépatite.
odontalgie.
ortiaire. 2
pleurésie.
rhumat. aigu. 3
somnambulism
syphilis.
trachéite.
tumeurs.
ulcères. 2
vomissements.

ANTHRACINE.

charbon.
dartres.

ARANEA.

fièvre interm.

ARGENTUM.

amygdalite.
carie.
dysphagie.
dysurie.

ARNICA.

aliénation. 4
amblyopie.
aménorrhée.
angite. 2
apoplexie. 3
arth. aiguë. 10
— chron.
asthme. 2
blessure. 10
bronch. aiguë 2
brûlure. 3
cancer.
carie.
céphalalgie. 3
choléra spor.
commot. cér. 4
congest. cér. 2
consomption
contusion. 29
convulsions.
coqueluche. 5
cors.
coxalgie. 2
délire trembl.
diarrhée.
encéphalite. 4
enfantement. 4
entorse.
épilepsie. 2
érysipèle.
étourdissem. 2
fièvre inter. 20
— typhoïde. 15
fracture. 5
furoncle. 2
gastralgie 2
goître.
grippe. 2
hématémèse.
hémiplégie.
hémoptysie. 11
hydrocèle.
hydrocéphale 4
hystérie.
incontinence.
luxation. 19
mastoïte. 6
mét.-per.-p.
métrorrhagie.
morsures.
miélite.
myopie.
névr. sciat. 2
odontalgie. 2
ophthalmie. 2
orchite. 5
ovarite.
paralysie. 8
parrotite.
pharyngite.
phthisie. 2
pleurésie. 9
pneumonie. 8
quinq. abus).
refroid. (disp.)
rhumat. aigu. 5
— chron. 2
rougeole. 2
splénite.
syphilis. 3
toux.
trachéite.
trisme.
ulcères. 2
uréthrorrhag.

ARSENICUM.

aliénation. 9
anasarque. 7
anxiété.
arthr. aiguë. 3
— chron.
ascite. 5
asthme. 15
blépharophth.
bronch. aig. 4
— chron. 5
brûlure.
cancer. 5
cardite. 2
carie.
carreau. 6
catalepsie.
céphalalgie. 3
charbon. 5
chlorose.
choléra sp. 11
— épid. 22
coliques. 4
congestion.
consompt. 3
constipation.
convulsions. 2
coqueluche. 2
couperose. 2
coxalgie.
cystalgie.
dartres. 5
démangeais.
diarrhée. 9
dysenterie. 8
encéphalite. 2
enrouement.
entér. aiguë
— chron. 12
épilepsie. 4
érysipèle.
étourdissem.
exanth. chr. 15
exostose.
fièvre gast. 2
— interm. 76
— typho. 31
furoncle.
gale. 2
gangrène. 4
gastralgie. 6
gastr. aiguë.
gastromalacie.
gastropathie. 3
grippe. 8
hémorrhoïd. 3
hépat. aiguë. 2

hernie.
hydropéric.
hydrothorax 5
hypocondrie.
hystérie.
ictère. 2
laryngite.
leucorrhée.
luxation.
mastoïte. 2
mélœna.
merc. (abus). 2
métrite.
métrorrhagie.
névralgie. 2
— faciale.
— sciatiq. 4
ophthalmie. 14
ortiaire.
paralysie.
péritonite.
phallite.
pharyngite. 2
phlébite.
phthisie. 21
pleurésie. 4
pneumonie. 2
quinq. (abus).
rétent. d'ur.
rhinite.
rhumatisme. 2
— aigu. 2
— chron. 3
rougeole.
scarlatine.
scrofule. 4
splénite.
squirrhe. 5
stomatite. 2
syphilis. 4
tabes. 3
teigne. 3
tonsillite.
toux. 2
trachéite. 3
tumeurs. 2
ulcères. 13
variole. 6
vomissem. 3
zona.

ARTEMISIA.

fièvre inter.

AURUM.

aliénation. 13
amygdalite. 2
bronchite chr.
cancer.
carphospasme.
carie. 2
céphalalgie.
chorée.
coxalgie.
dartres.
dysménorrhée
entéropat. chr
épilepsie.
érysipèle.
exanth. chr. 2
exostose. 2
fièvre inter.
hémorrhoïdes.
hépatite chr.
hernie. 2
hypocondrie. 2
hystérie. 3
ictère. 4
ischurie.
merc. (abus). 3
métrite.
métro-per.-p.
odontalgie.
ophthalmie.
orchite. 5
ostite.
ozène. 4
paralysie.
phthisie. 2
plique.
scrofules. 3
surdité.
syphilis. 18
tabes.
trachéite.
tumeurs.
ulcères. 2
variole.
verrues.

AURUM MURIATICUM.

carie.
scrofules.

ASARUM.

céphalalgie.
fièvre gast. 2
hystérie.
paralysie.

ASSA FŒTIDA.

arthrite aiguë
carie. 8
chorée. 4
dysménorrhée.
dyspepsie.
entérop. chr. 2
exostose. 3
hypocondrie.
nécrose.
névralgie.
ostite. 2
otorrhée.
psoïte.
rachitisme.
scrofules. 4
syphilis. 2
toux.
tumeurs. 2
ulcères.

BADIAGA.

adénite.

BARDANA.

exanth. chr.

BARYTA ACETICA.

aliénation.
asthme.
congestion.
dartres.
gastralgie.
odontalgie.
ophthalmie.
ortiaire.
scrofules.
teigne.
toux.
ulcères.

BARYTA CARBONICA.

aliénation.
aménorrhée.
amygdalite. 2
apoplexie. 2
dartres.
démangeaisons
dysménorrhée
entérop. chr.
exanth. chr.
gastralgie.
gastropathie.
grippe.
loupe.
mastoïte.
métrorrhagie.
névralg. fac. 2
odontalgie.
paralysie.
pneumonie.
scrofules. 2
stéatome.
teigne. 2
tumeurs. 2

BARYTA MURIATICA.

amygdalite.
dartres.

BELLADONA.

adénite.
aliénation. 39
amblyopie 4
aménorrhée. 3
amygdalite. 85
anaphthie.
anasarque. 2
angiectasie.
angite. 4
aphonie. 4
apoplexie. 10
arthrite aig. 3
ascite.
asthme. 6
avortement. 2
bronchite aig. 3
— chr. 3
cancer. 6
cardite.
carie.
carreau. 3
catalepsie.
cataracte. 2
catarrhe. 3
céphalalgie. 26
charbon.
chéilite.
chlorose.
choléra spor.
— épid. 5
chorée. 12
colique. 6
coma. 2
congestion.
— cér. 3
consomption.
contusion. 2
convuls. 21
coqueluche. 14
coxalgie.
croup. 3
cystalgie.
délire tremb. 5
diarrhée. 3
dysécie. 2
dysenterie. 4
dysménor. 3
dyspepsie.
dysphagie. 2
encéphalite. 23
enfantement. 5
engelures.
enrouement.
entérite aig. 5
— chr. 9
entozoaire. 2
épilepsie. 20
épistaxis. 2
érysipèle. 34
étourdissem. 5
exanth. chr. 9
fièvre bilieuse.
— cathar. 2
— inter. 19
— typh. 56
gangrène. 2
gastralgie. 5
gastrite chr. 2
gastro-entér.
gastromalacie.
glossite. 3
goître. 2
grippe. 6
grossesse. 3
hématémèse.
héméralopie. 3
hémiplégie. 2
hémoptysie.
hémorrhoïdes.
hépatite aig.
— chr.
hernie. 2
hoquet.
hydrocéph. 8
hydrophobie. 2
hydrovarion.
hystérie. 2
ictère. 4
idiotisme.
induration.
insolation.
laryngite.
léthargie.
mastoïte. 3

mélœna. 2
méningite. 3
merc. (abus). 4
métralgie.
métrite. 10
métro-p.-p. 15
métrorrhag. 5
miliaire. 5
morsures
nasite.
nécrose.
névralgie. 5
— faciale. 15
— sciatique.
odontalgie. 9
ophthalmie. 56
orchite.
ortiaire.
ostite.
otalgie.
otite. 3
otorrhée. 3
ozène.
panaris.
paralysie. 5
parrotite. 7
péritonite.
pharyngite. 2
phthisie. 16
plétore.
pleurésie. 12
plique. 2
pneumonie. 14
prolapsus. 2
quinq. (abus).
rachitisme. 3
raphanie.
rhumat. aig. 5
— chr. 2
rougeole. 8
scarlatine. 49
scrofules. 7
spasmes. 2
squirrhe.
stomatite. 2
strangurie.
surdité.
syphilis. 6
tabes. 4
teigne. 3
tétanos. 2
toux. 13
trachéite. 4
tremblem. 3
trisme. 3
tumeurs. 6
ulcères. 9
variole. 14
volvulus.
vomissem. 3

BISMUTHUM.

bronchite chr.
dyspepsie.

BERBERIS VULGARIS.

splénite.

BOVISTA.

chéilite.
dartres. 4
dysménor.
exanth. chr.
leucorrhée.
merc. (abus)

BORAX.

aphthes. 3
syphilis.

BRYONIA.

aliénation. 4
aménorrhée. 3
anasarque. 4
angite. 4
apoplexie.
arthrite aig. 17
ascite. 4
asthme. 7
avortement 3
bronch. aig. 4
— chr. 4
brûlure.
calcul biliaire.
cancer. 2
cardite 2
carie.
catarrhe.
céphalalgie 9
chéilite.
choléra spor.
— épid 9
colique. 2
congestion. 2
— cérébrale.
constipation. 5
contusion.
convulsions
coqueluche. 4
couperose.
coxalgie. 4
cystalgie.
cystite.
dartres. 3
délire tremb. 2
dyaphragmite.
diarrhée. 3
dyspepsie. 3
encéphalite. 6
enfantement. 3
engelures.
enrouement.
entérite aig. 4
— chr. 16
épilepsie. 2
épistaxis.
érysipèle. 2
étourdissem.
exanth. chr. 2
fièvre bil. 2
— catarrh.
— gastriq. 6
— inter. 20
— muqueuse
— typh. 52
gastralgie. 13
gastrite aig. 2
— chr. 8
gastro-entér.
grippe. 11
grossesse. 2
hématémèse. 2
hémoptysie. 5
hémorrhagie.
hémorrhoïd. 4
hépatite.
- aig. 15
- chr. 2
hoquet.
hydrocéphale.
hydrothorax. 2
hystérie. 3
ictère. 7
iléus. 2
luxation. 2
mal de cœur.
mastoïte. 5
méningite.
métrite.
métro-p.-p. 9
métrorrhag. 5
miliaire. 4
néphrite.
névralgie. 2
— faciale. 2
— sciatiq. 5
— thorac.
névrose.
odontalgie. 6
ophthalmie. 7
otite. 2
ovarite. 4
panaris.
paralysie. 8
parotite. 9
péritonite.
phthisie. 11
pleurésie. 54
pneumonie. 77
quinq. (ab.) 2
rhumatisme.
— aigu. 29
— chr. 3
rougeole. 9
scarlatine. 4
scrofules.
somnambul. 2
splénite. 2
syphilis. 2
tabes. 2
teigne.
tétanos.
tonsillite. 2
toux. 19
tumeurs. 3
ulcères. 5
variole. 3
vomissem. 5

CAINCA.

hydrothorax.

CALCAREA ACETICA.

diarrhée. 3
fièvre typh. 2
névralgie sciat.
phthisie.
psoïte.
syphilis.

CALCAREA CARBONICA.

adénite. 2
aliénation. 4
amblyopie.
aménorrhée. 5
amygdalite.
anasarque. 2
angiectasie. 3
anosmie.
arthrite aig. 2
— chr. 3
ascite.
asthme. 5
avortement.
blennorrhée.
blépharopht. 2
blessures.
boulimie.
bronchite c. 5
cancer. 4
cardite. 2
carie. 5
carreau. 4
céphalalgie. 11
chlorose. 3
choléra épid.
chorée. 9
colique.
conception. 3
congestion.
constipation.
contusion.
convulsions. 2
coqueluche.
couperose.
coxalgie. 5
cystalgie.
dartres. 6
délire tremb.
dentition.
diarrhée. 3
dysécie.
dysenterie.
dysménorrhée
dyspepsie. 2
dysphagie.
dysurie.
entér. chr. 11
entozoaires. 4
épilepsie. 18
érysipèle. 2
étourdissem. 2
exanth. chr. 13
exostose. 2
fièvre inter. 5
gale. 2
gastralgie. 10
gastrite chr. 2
gastropathie. 2
goître. 2
gonophys. 2
grossesse.
hémoptysie. 3
hémorrhoïd. 4
hépatite chr. 5
hernie.
hydrocéphale.
hydropéric.
hypocondrie.

hystérie. 2
incontinence.
lèpre.
leucorrhée. 4
loupe. 3
luxation. 2
mastoïte. 3
merc. (ab.) 3
métro-per-p.
métrorrhag. 2
nécrose. 2
névralgie.
— faciale. 3
odontalgie. 5
ophthalmie. 51
orchite.
ostite.
otite.
ovarite.
ozène.
panaris.
paralysie. 2
parrotite.
phthisie. 23
pleurésie. 3
pneumonie.
polype. 4
pyrosis. 2
quinq. (abus).
rachitisme. 2
ranule.
refroid. (disp.)
rétention d'ur.
rhagades.
rhumat. chr. 2
scarlatine.
scrofules. 15
squirrhe. 2
strabisme.
surdité. 2
syphilis. 9
tabes. 7
teigne. 10
tétanos.
toux. 4
trachéite. 2
tremblement.
tumeurs. 5
ulcères. 14
uréthrorrhag.
variole.
verrues. 2
vomissem. 4
zona.

CALCAREA SULF.

amygdalite.
ascite. 2
asthme. 4
blessure.
bronch aig. 2
— chr. 6
brûlure.
cancer.
cardiospasme.
carreau.
coqueluche. 3
coxalgie. 4
croup. 33
dartres. 4
diarrhée.
dysenterie. 2
dysphagie.
érysipèle. 7
étourdissem.
exanth. chr. 4
fièvre bilieuse.
— interm.
furoncle.
gale.
grippe. 3
hémoptysie.
hystérie.
laryngite. 2
mastoïte.
merc. (abus). 8
métro-per-p.
miliaire.
névralgie fac.
odontalgie. 2
ophthalmie. 16
orchéocèle.
ortiaire.
ostite. 2
otite.
panaris. 4
parrotite. 3
phthisie. 7
plique.
rachitisme. 3
rétention d'ur.
rougeole. 3
scarlatine.
scrofules. 2
syphilis. 3
tabes.
teigne. 2
tonsillite. 7
toux. 3
trachéite. 18
tumeurs. 2
ulcères. 6

CAMPHORA.

amygdalite.
anasarque
angite.
bronchite chr.
brûlure.
carreau.
choléra spor.
— épid. 19
convulsions. 2
dysésie.
dyspepsie.
épilepsie.
exanth. chr.
fièvre interm.
— typh. 5
gastralgie. 2
gastro-entér. 2
grippe. 6
hémiplégie.
hémoptysie.
hystérie.
impuissance.
ischurie.
merc. (abus).
métrorrhagie.
néphrite.
névralg. fac. 3
paralysie.
pneumonie. 3
rhum. aigu.
scarlatine. 2
syphilis. 3
tétanos.
toux.
trisme.
ulcères. 2
verrues.

CANNABIS.

asthme. 2
cardite.
cataracte. 3
conception. 2
constipation.
cystalgie. 2
cystite.
hépatite aig.
hystérie.
impuissance.
incontinence. 2
néphrite.
ophthalmie. 11
otorrhée.
pleurésie.
pneumonie. 5
rétent. d'urin.
syphilis. 55
tumeur.
variole.

CANTHARIDES.

aliénation.
anasarque.
ascite.
choléra épid. 3
cystalgie. 2
cystite. 2
dysenterie.
dysphagie.
dysurie.
épistaxis.
érysipèle.
exanth. chron.
fièvre interm.
— typhoïd.
grippe.
hématurie. 2
ischurie.
néphrite. 5
névralg. sciat.
otite.
pleurésie.
rhumat. aigu.
syphilis. 8
uréthrorrha. 2
vomissement.

CAPSICUM.

aménorrhée.
ascite.
choléra épid.
coxalgie.
dysenterie. 2
dysurie.
entérop. chr.
fièvre interm. 9
impuissance.
nécrose.
pyrosis.
quinq. (abus).
rhumatisme.
syphilis. 3

CARBO VEGETABILIS.

aliénation. 3
anasarque. 2
angiectasie. 2
aphonie.
apoplexie.
asthme. 2
avortement.
bourdonnem.
bronchit. ch. 6
brûlure.
cancer. 2
carreau.
céphalalgie.
chlorose.
choléra épid. 8
chorée.
constipation.
convulsions. 2
croup.
cystalgie.
dartres. 3
dyspepsie.
entérite aiguë.
— chron. 6
épilepsie.
érysipèle.
exanth. chr. 4
fièvre int. 14
— typh. 6
gale. 6
gastralgie. 10
gastrite chr. 2
gastromalacie.
grippe.
hémoptysie. 4
hémorrhoïdes.
hépatite chr.
hydropéricard.
hydrothorax.
hystérie.
incontinence.
leucorrhée. 2
mastoïte.
mercure (ab.).
névralgie fac.
— sciatique.
névrose.
ophthalmie. 2
orchéocèle.
panaris.
paralysie. 4
parrotite.
parulie.
pharyngite.
phlébite.
phthisie. 11
pneumonie. 2
pollutions.
pyrosis.
quinq. (abus)
refroid. (disp.)
rhumat. aig. 2
— chroniq.

scarlatine.
syphilis. 4
tabes. 2
teigne.
tonsillite.
toux. 4
trachéite. 3
tumeurs.
ulcères. 4
vomissements.

CARBO ANIMALIS.

asthme.
cancer.
carie.
exanthèm. ch.
gastralgie. 3
induration.
métrorrhagie.
squirrhe.
surdité.
syphilis.
ulcères. 2
volvulus.

CASCARILLA.

fièvre typhoïd.

CASTOREUM.

mét.-per-puer.

CAUSTICUM.

aliénation. 3
amygdalite.
amblyopie.
aphonie. 2
arthrite aiguë.
— chroniq.
bégayement.
bourdonnem.
bronch. aig. 2
cataracte.
céphalalgie. 5
chorée. 6
convulsions. 2
coxalgie.
diarrhée.
encéphalite.
enrouement.
entérop. ch. 6
épilepsie. 4
épistaxis.
étourdissem.
exanthèm. ch.
fièvre typh. 2
gale. 3
grippe. 3
hémiplégie. 2
hépat. chron.
incontinence. 2
loupe.
mét.-per-puer.
névr. sciat. 2
odontalgie. 2
ophthalmie. 12
paralysie. 7
phthisie. 6
rhumat. aigu.
— chron. 2
tabes.
toux.
tremblement.
trisme.
tumeurs.
ulcères. 3
verrues.

CHAMOMILLA.

aménorrhée. 2
amygdalite. 2
angite.
arthrite aig. 3
ascite.
asthme.
avortement. 2
bronchite aig.
— chroniq. 2
cancer. 3
cardite.
carie.
catarrhe.
céphalalgie.
choléra spor 5
— épid. 6
chorée.
colique. 7
conception
convulsions. 10
coqueluche. 4
coxalgie.
croup 4
dartres. 2
diarrhée 15
dysenterie. 5
dyspepsie. 2
encéphalite. 4
enfantement.
entérite aig. 4
— chron. 9
épilepsie. 7
érysipèle. 3
exanth. chr. 4
fièvre bilieus 8
—gastrique. 3
—intermit. 12
—typhoïde. 23
flatuosités.
gastralgie. 4
gastro-entér.
gastro-malac.
gastropathie
grippe. 3
grossesse. 3
hémorrhagie.
hémorrhoïd. 2
hépatite aig. 6
— chron. 7
hypocondrie.
hystérie. 2
ictère. 6
leucorrhée.
lienterie.
mastoïte 3
merc. (abus). 2
métrite. 4
métrorrhag. 8
névralgie.
— faciale. 3
— sciat. 6
odontalgie. 18
ophthalmie. 14
otite.
ovarite.
panaris.
paralysie.
phthisie. 3
pleurésie. 3
pneumonie. 3
rhumat. aig. 4
— chron.
rougeole.
scrofules.
syphilis.
teigne 2
toux. 10
trachéite.
tumeurs.
ulcères. 2
vomissements.

CHELIDONIUM.

tumeur.

CHINA.

amblyopie. 2
aménorrhée.
anasarque. 4
arthrite aig. 3
ascite. 4
asthme. 2
avortement.
bronchite ch. 3
calcul biliaire.
cancer. 3
cardite.
carie. 2
carreau. 5
céphalalgie 10
chlorose.
choléra spor.
— épid. 2
chorée. 3
colique. 2
congestion.
consomption.
contusion.
convulsions.
coqueluche. 2
coxalgie.
dartres.
délire trembl.
diarrhée. 11
dysenterie. 4
dysménorrh. 2
dyspepsie.
dysphagie.
encéphalite.
enfantement. 3
entérop. chr. 5
entozoaires.
épilepsie.
érysipèle. 3
étourdissem. 3
exanthèm. ch.
exostose. 2
fièvre bil. 4
—gastrique. 2
· intermit. 59
—muqueuse.
—typhoïd. 39
fracture.
gangrène.
gastrite. chr. 2
glossalgie.
grippe. 2
hématémèse. 2
hémoptysie. 4
hémorrhoïdes.
hépatite aig. 2
— chroniq.
hernie.
hydrocéphale.
hydrothorax. 3
hystérie. 4
ictère. 6
impuissance.
leucorrhée.
lienterie. 2
lipothymie.
mastoïte.
mélœna. 2
mercure (ab.) 4
métrite.
mét.-per.-p.
métrorrhag. 18
nécrose.
névralgie sciat.
odontalgie. 6
ophthalmie. 7
ostite. 2
ovarite.
paralysie. 5
phthisie. 21
pleurésie. 2
pneumonie.
psoïte.
quinq. (ab.). 4
rachitisme.
rétention d'ur.
rhumat. aig. 5
— chron. 2
rougeole. 2
satyriasis.
scarlatine. 3
scrofules.
splénite.
stomatite. 2
suette.
sueur.
syphilis. 3
tabes. 2
tétanos.
toux. 4
trachéite. 2
trisme.
tumeurs. 3
ulcères. 7
variole.
vomissement.

CHININ SULPH.

fièvre inter. 7
rhumat. aigu.

CICUTA VIROSA.

amygdalite.
cancer.
choléra épid. 3
chorée.
convulsions. 2
coqueluche.

dartres.
dysphagie.
épilepsie.
étourdissem.
exanthèm. ch.
fièvre inter.
— typhoïde.
goître.
gonophysème.
métrorrhagie.
ophthalmie.
paralysie.
scrofules.
tétanos. 3
trisme.

CINA.

aliénation.
angite.
arthrite aiguë.
bronch. chr. 3
céphalalgie.
chorée.
convulsions. 3
coqueluche. 21
entozoaires. 6
épilepsie.
fièvre int. 13
—typhoïde. 9
rachitisme.
scrofules.
tabes.
toux. 4

CINNABARIS.

syphilis. 2

CINNAMOMUM.

métrorrhagie.

CLEMATIS.

dartres. 3
exanthèm. ch.
hémorrhagie.
orchite. 4
syphilis. 4
tumeurs. 2

COCCIONELLA.

odontalgie.

COCCULUS.

aliénation. 2
aménorrhée. 2
amygdalite.
anasarque.
apoplexie. 4
arthrite aiguë.
asthme.
carie.
céphalalgie. 2
choléra spor.
— épidém.
chorée. 2
colique.
convulsions.
coxalgie.
diarrhée.
dysménorrhée.
dyspepsie.
encéphalite.
enfantement.
entérop. chr. 3
épilepsie. 2
étourdissem. 3
exanth. chr. 2
fièvre gastriq.
— interm. 2
— typhoïd. 12
foulure.
gastralgie. 4
gastro-entér.
grippe.
hémiplégie. 5
hépatite chr. 3
hernie. 7
ictère.
lipothymie.
mal de mer.
métrite.
mét.-per-puer
métrorrhag. 2
ophthalmie. 10
orchite.
ostite.
paralysie. 12
rétention d'ur.
rhumat. aig. 2
— chroniq.
scrofules.
spasmes. 2
sueur.
tumeur.
vomissement. 3

COFFEA.

aliénation.
amygdalite.
arthrite aiguë.
asthme.
bronchite aig.
chlorose.
colique.
convulsions.
délire tremb. 2
dysécie.
dysenterie.
encéphalite.
enfantement. 3
entérop. chr.
fièvre typh. 3
grossesse.
insolation.
métrorrhagie.
miliaire.
odontalgie. 5
ostite.
otalgie.
pneumonie.
scarlatine. 6
tabes.
teigne.
variole.

COLCHICUM.

anasarque. 2
dysenterie.
hydrothorax.
ictère.
névralgie fac.
rétention d'ur.
rhumat. aigu.

COLOCYNTHIS.

aménorrhée.
asthme. 2
céphalalgie. 3
choléra spor.
— épidém.
colique. 14
convulsions.
coqueluche.
coxalgie. 4
diarrhée.
dysenterie. 6
dyspepsie.
enfantement.
entérite aig. 2
— chroniq. 4
exostose.
fièvre muq.
— typhoïde. 2
gastrite aiguë.
gastropathie.
hémiplégie.
lumbago. 2
mercure (ab.).
mét.-per-puer
néphrite.
névralgie.
— faciale.
— sciatiq. 4
ophthalmie. 2
ovarite.
phthisie.
psoïte. 2
rhumat. aig. 2
tabes.
tumeurs.
vomissement.

COLOMBO.

fièvre typhoïd.

CONIUM MACULATUM.

adénite.
aliénation. 6
anasarque. 2
bronchite aig.
— chron. 2
cancer. 6
carie.
cataracte.
céphalalgie.
charbon.
chlorose. 2
chorée.
coqueluche. 4
coxalgie.
dartres. 9
dysménorrh. 3
dysurie.
entérop. chr. 4
épilepsie.
érysipèle.
étourdissem. 2
exanthèm. ch.
fièvre interm. 3
gastralgie. 3
goître.
grippe. 2
hémorrhoïdes.
hépatite chr.
hydrocèle.
hydrocéphale.
hypocondrie. 2
hystérie.
impuissance.
incontinence.
induration.
leucorrhée.
mastoïte. 2
métrite. 2
névralgie. 2
ophthalmie. 6
orchite.
orchéocèle.
paralysie.
phthisie. 5
pneumonie. 3
rhumat. chr.
scrofules.
squirrhe.
tabes.
toux. 6
trachéite.
tumeurs. 3
ulcères. 2
vomissem. 3

COPAÏVA.

syphilis. 6

CRÉOSOTE.

épilepsie.
gastromalacie.
hémorrhoïdes.
toux.

CROCUS.

aliénation.
angiectasie.
choléra spor.
chorée. 3
dysménorrhée.
épistaxis. 6
étourdissem.
hémorrhoïdes.
mercure (ab.).
métrorrhag. 19
ophthalmie. 3
ovarite.
phthisie.
tumeurs.

CUPRUM.

asthme. 2
choléra spor. 2
— épidém. 12
chorée. 6
conception.
convulsions. 6
coqueluche. 4
entérop. chr.
épilepsie. 13

quinquin. (ab.)
toux.
vomissements.

CUPRUM ACETIC.

choléra épid. 2
chorée. 4
épilepsie.

CUPRUM SULPH.

carreau.
croup.
trachéite.

CUBEBA.

syphilis. 5

CYCLAMEN.

névrose.

DACRYOSYRINGIN.

ulcères.

DIGITALIS.

anasarque.
ascite.
bourdonnem.
bronchite chr.
calcul biliaire.
convulsions.
cyanose.
dyspepsie.
dysurie.
encéphalite. 2
enfantement.
entér. chron.
fièvre typh. 3
héméralopie. 2
hémoptysie. 2
hépatite.
— aiguë.
hydrocèle. 2
hydrocéphale.
hydrothorax. 3
ictère. 7
ischurie.
ophthalmie. 3
ovarite.
paralysie.
phthisie. 4
pneumonie.
psoïte.
rétention d'ur.
tumeurs.

DROSERA.

aliénation.
amblyopie.
bronchite chr.
chorée.
coqueluche. 33
croup. 2
enrouement.
entozoaires.
fièvre bilieuse.
— interm. 8
— typhoïde.
gastralgie.
hématémèse.
phthisie. 6
pneumonie.
toux. 13

DULCAMARA.

aliénation.
amygdalite.
anasarque. 2
ascite.
asthme.
bronchite aig.
— chroniq.
carie.
catarrhe.
céphalalgie. 2
choléra spor.
— épid.
coliques. 3
coqueluche.
croûtes de lait.
dartres. 9
démangeais.
dentition.
diarrhée. 10
dysécie.
dysenterie. 2
dysménorrhée.
dysurie.
entérite aiguë.
érysipèle. 2
étourdissem.
exanth. chr. 7
exostose.
fièvre inter. 2
— typhoïde. 5
ischurie.
laryngite.
mastoïte.
mét.-per-puer.
névralg. sciat.
œdème.
ophthalmie. 5
ortiaire. 4
paralysie. 2
parotite.
phthisie. 7
pleurésie.
pneumonie. 4
psoïte.
rachitisme.
rhumat. aig. 7
— chron. 2
scarlatine.
scrofule.
surdité.
syphilis. 5
tabes.
teigne. 2
toux.
tumeurs. 2
verrues. 2

EUPHORBIUM.

cancer.
croup.
exanthème ch.
gastralgie.
odontalgie.
ophthalmie.

EUPHRASIA.

amblyopie. 2
cancer.
contusion.
grippe.
ophthalm. 26
otorrhée.
syphilis. 4
ulcères.

FERRUM.

aliénation. 2
anasarque. 3
arthrite aiguë.
ascite. 2
avortement.
cancer.
chlorose. 5
choléra spor.
conception.
congest. cér.
diarrhée. 2
fièvre inter.
hystérie.
métralgie.
métrorrhag. 3
ostite.
phthisie. 2
quinq. (abus).
toux.
vomissem. 2

FERRUM ACETICUM.

aliénation.
fièvre inter.
grippe.
métrorrhagie.
ophthalmie.
phthisie. 2
pneumonie.

FERRUM CARBONICUM.

asthme.
diarrhée.
métrorrhagie.
vomissem.

FERRUM MURIATICUM.

choléra épid.
consomption.
merc. (abus).

FILIX MAS.

entérop. chr. 2
entozoaires. 3
fièvre typh. 2

GONORRHOICUM.

syphilis.

GRAPHITES.

aliénation.
aménorrhée. 5
asthme. 2
bronchite chr.
charbon.
chlorose.
colique.
coxalgie.
dartres. 15
dysménorrh. 3
dyspepsie.
dysphagie. 2
enfantement.
entérop. chr.
épilepsie. 2
érysipèle. 12
exanth. chr. 15
fièvre inter. 2
gale.
ganglion.
gastralgie. 3
goître.
hémiplégie.
hémorrhoïd. 5
hépatite chr. 2
hydrocèle. 2
hydrothorax.
hypocondrie.
hystérie.
lèpre.
léthargie.
leucorrhée. 2
loupe.
mastoïte. 4
merc. (abus).
névralg. fac. 2
odontalgie. 2
ophthalmie. 6
orchite.
orchéocèle.
paralysie. 3
phthisie. 4
rhumat. chr.
scrofules. 3
squirrhe.
syphilis. 2
tabes. 2
teigne. 6
tremblement.
ulcères. 10
vomissement.
zona.

GRATIOLA.

aliénation.
entérop. chr. 2
gastralgie. 2

GUAIACUM.

phthisie.
rhumat. chr.

HEDERA TERRESTRIS.

phthisie. 2
toux.

HELLEBORUS NIGER.

- aliénation. 3
- anasarque. 7
- aphthes.
- ascite. 4
- asthme.
- céphalalgie.
- choléra épid. 2
- délire trembl.
- dysenterie.
- dysménorr.
- encéphalite.
- entérop. chr.
- exanth. chr.
- fièvre inter. 2
- — typhoïd.
- hydrocéphale.
- hydrothorax. 4
- hystérie.
- ictère.
- miliaire. 3
- scarlatine. 2
- stomatite. 2
- tumeur.

HERPETIX SQUAMOS.

- dartres.

HYDROPHOBIN.

- hydrophobie. 2

HYOSCIAMUS.

- aliénation. 14
- amblyopie.
- amygdalite.
- apoplexie. 2
- bronch. aig. 2
- — chr.
- cardite.
- catalepsie.
- choléra épid. 7
- chorée. 7
- convulsions. 6
- coqueluche. 2
- délire tremb. 2
- dysphagie.
- encéphalite. 5
- enfantement.
- entozoaires.
- éphélides.
- épilepsie. 12
- fièvre inter. 5
- fièvre typh. 28
- gastralgie. 2
- grippe.
- hématémèse.
- héméralopie. 3
- hémiplégie.
- hoquet.
- hydrophobie. 2
- hystérie. 2
- ictère.
- insomnie.
- laryngite.
- merc. (abus).
- métrorrhagie.
- névralgie.
- odontalgie. 3
- ostite.
- paralysie.
- pharyngite.
- phthisie. 2
- plique.
- pneumonie. 6
- raphanie.
- rhumat. aigu.
- strangurie.
- tétanos.
- toux. 8
- uréthrorrhag.

IGNATIA.

- aliénation. 8
- aménorrhée.
- amygdalite. 5
- angite.
- apoplexie.
- ascite.
- asthme.
- avortement.
- bronch. chr.
- cardiospasme.
- carie.
- céphalalgie. 5
- choléra épid.
- chorée 12
- congestion.
- convulsions. 11
- coqueluche. 2
- couperose.
- coxalgie.
- cystalgie.
- démangeais.
- dysménorr. 2
- dysphagie.
- enfantement.
- entérite aiguë.
- — chr. 5
- épilepsie. 15
- fièvre gastr. 4
- — inter. 33
- — typh. 6
- gastralgie. 8
- gastrite chr. 2
- gastro-entér. 3
- gastropathie.
- grippe. 2
- hémoptysie.
- hémorrhoïd. 3
- hépatite aiguë.
- — chr. 4
- hystérie. 5
- ictère. 4
- impuissance.
- leucorrhée.
- mét.-per-puer.
- métrorrhag. 3
- miliaire.
- névralgie.
- odontalgie. 2
- ophthalmie. 6
- otalgie.
- otite.
- paralysie.
- pharyngite. 2
- phthisie. 2
- plique.
- prolapsus. 3
- quinq. (abus).
- rhumatisme.
- — aigu. 4
- — chr. 2
- spasmes.
- splénite.
- tabes.
- teigne.
- tétanos.
- toux. 2
- trisme.
- tumeurs. 2
- ulcères.
- variole.
- vomissement.

IPECACUANHA.

- aliénation.
- anaphtie.
- anasarque.
- apoplexie.
- arthrite aiguë.
- ascite.
- asthme. 3
- avortement. 2
- bronch. aig. 3
- — chr. 5
- calcul biliaire.
- carreau.
- céphalalgie.
- choléra spor. 9
- — épid. 17
- colique.
- consomption.
- convulsions. 5
- coqueluche. 6
- cors. 2
- coxalgie.
- croup. 3
- diarrhée. 4
- dysenterie. 2
- dysménorr.
- dyspepsie. 3
- encéphalite. 2
- entérop. chr.
- épilepsie.
- érysipèle. 2
- exanth. chr. 2
- fièvre bilieuse.
- — gastr. 2
- — inter. 54
- — typh. 18
- gastralgie. 4
- gastrite chr.
- gastropathie. 5
- grippe. 3
- grossesse.
- hématémèse. 4
- hématurie.
- hémiplégie.
- hémoptysie.
- hydrocéphale.
- hystérie.
- ictère.
- lienterie.
- mélœna. 2
- métrorrhag. 2
- miliaire.
- ortiaire.
- ovarite.
- paralysie. 2
- péritonite.
- phthisie. 2
- pleurésie.
- quinq. (ab.). 6
- rhumatisme.
- — chr. 2
- scarlatine.
- tabes. 2
- teigne.
- toux. 14
- trachéite.
- trisme.
- tumeurs.
- vomissem. 12

IODIUM.

- ascite.
- chlorose.
- choléra épid.
- chorée.
- coqueluche.
- fièvre inter.
- goître. 3
- grippe.
- mastoïte.
- métrite.
- orchite. 4
- parrotite.
- scarlatine.
- scrofules. 2
- syphilis. 2
- trachéite. 2

JALAPPA.

- anasarque.
- diarrhée. 2
- métrite.
- ophthalmie.

KALI CARBONICUM.

- aménorrhée.
- asthme. 2
- bronch. chr. 3
- céphalalgie.
- convulsions.
- dyspepsie.
- dysurie.
- fièvre inter. 2
- — typh.
- goître.
- hémoptysie.
- hépatite chr.
- hydrothorax.
- loupe.
- néphrite.
- ophthalmie.
- paralysie.
- phthisie. 19
- pneumonie. 3
- syphilis.
- toux. 4
- trachéite.

KALI SULPH.

- bronchite chr.
- hydrocéphale.
- ophthalmie.
- rhagades.

KALI TARTAR.

céphalalgie.

LACHESIS.

aliénation.
amnésie.
amygdalite. 4
asthme. 2
bronch. chr.
céphalalgie.
convulsions. 2
dartres.
délire trembl.
dysménorr.
dyspepsie.
érysipèle. 2
exanth chr. 4
fièvre inter.
gale.
gastralgie.
hémorrhoïd.
morsures. 2
nécrose.
ophthalmie.
paralysie.
phthisie.
syphilis.
tumeurs. 3
ulcères. 7
ascite. 2
asthme.
dartres.
dysécie.
gonophysème.
hémoptysie. 6
néphrite.
névralg. sciat.
ostite.
pétéchie.
phthisie.
scrofules.
surdité.
tabes.
toux.
tumeurs.

LACTUCA VIROSA.

anasarque.
toux.

LAMIUM.

syphilis.

LAUROCERASUS.

choléra épid.
coqueluche.
entérop. chr.
épilepsie.
exanth. chr. 2
métrite.
métrorrhagie.
ophthalmie.
phthisie.
toux. 2

LEDUM.

anasarque.
arthrite aig. 3

LEUCORRHEIN.

leucorrhée. 2

LYCOPODIUM.

aliénation. 8
anasarque. 5
angiectasie. 2
apoplexie.
arthrite aig. 2
ascite.
asthme. 2
blépharopht.
bronch. chr. 4
cancer. 2
carie. 2
carreau.
céphalalgie. 6
chlorose.
chorée.
coliques.
consomption.
convulsions.
coxalgie. 2
croûtes de lait.
dartres. 7
dysménorr.
dyspepsie.
dysphagie.
enfantement.
entérop. ch. 7
épilepsie. 4
érysipèle.
étourdissem.
exant. chr. 10
exostose.
fièvre inter.
— typh. 4
flatuosités.
furoncle. 2
gale.
gastralgie. 6
gastrite chr. 4
gastropathie.
goître.
grippe.
hématémèse.
hématurie.
hémoptysie. 2
hémorrhoïd. 2
hépatite aiguë.
— chr. 4
hydropéricard.
hydrothorax.
hypocondrie. 2
impuissance.
incontinence.
lèpre.
leucorrhée. 3
mastoïte. 2
métrorrhag. 2
miliaire.
névrose.
néphrite. 3
névralg. fac. 2
odontalgie.
ophthalmie. 10
orchite.
orchéocèle.
ostite.
paralysie. 3
phthisie. 25
pleurésie. 4
pneumonie. 5
refroid. (disp.)
rétention d'ur.
rhumat. aig. 2
— chr. 4
scarlatine.
scrofules. 4
squirrhe. 2
syphilis. 6
tabes. 2
teigne. 4
toux. 2
trachéite. 2
tremblement.
tumeurs. 3
ulcères. 9
uréthrorrhag.
vomissement.

LAUDANUM.

carreau.
métrorrhagie.

LOLIUM.

aménorrhée.
arthrite chr.

MAGNES ARTIFICIALIS.

odontalgie. 4
panaris.

MAGNESIA CARBONICA.

diarrhée.
dysphagie.
épilepsie.
gastralgie.
hernie.
leucorrhée. 2
ophthalmie.
rougeole.

MAGNESIA MURIATICA.

cancer.
céphalalgie
entérop. chr.
fièvre typh.
gastralgie. 2
hépatite aig.
— chr. 2
hystérie.
ictère.
leucorrhée.
métrite. 2
métrorrhagie.
névralgie.
ostite.
ozène.
phthisie.
pleurésie.
teigne.
toux.

MANGANUM ACETICUM.

aliénation.
ostite.
syphilis.
toux. 3

MANGANUM CARBONICUM.

arthrite aig. 2
cataracte.
céphalalgie. 3
otite.

MARUM.

épilepsie.
exanth. chr.
polype. 2

MENTHA PIPERITA

épilepsie.
gastralgie.
métrorrhagie.

MENYANTHES.

convulsions. 2
enrouement.
quinq. (abus).

MERCURIUS ACET.

exanth. chr.

MERCURIUS BORASSICCS.

cancer.

MERCURIUS DULCIS.

croup.
syphilis. 2
trachéite.

MERCURIUS SOLUBILIS.

adénite. 2
adoïte.
amblyopie. 2
amygdalite. 23
anasarque. 2
aphthes. 2
apoplexie.
arthrite aig. 2
ascite.
asthme. 2
bronch. chr. 3
calcul biliaire.
cancer. 2
carie.
carreau. 2
cataracte.
céphalalgie. 4

choléra spor.
— épid. 3
colique. 4
conception. 2
congestion cér.
contusion.
convulsions.
couperose.
coxalgie. 4
croup. 2
dartres. 5
diarrhée 10
dysenterie. 15
dysménor. 2
encéphalite.
entérite aig.
— chr. 4
épilepsie.
érysipèle.
étourdissem. 3
exanth. chr. 11
excoriation.
exostose.
fièvre bil. 2
— gastrique.
— interm. 5
— typh. 30
gale. 4
gastralgie.
gastro-entér.
glossite. 4
goître.
gonophysème.
grippe. 5
hématurie.
héméralopie.
hémiplégie.
hémorrhoïdes.
hépatite.
— aiguë. 9
hydrocéph. 3
hydrothorax.
hydrovarion.
ictère.
laryngite.
leucorrhée. 2
lienterie.
mal de mer.
mastoïte. 3
merc. (abus). 2
métrite.
métro-per.-p.
nécrose.
névralg. fac. 5
— sciat.
névrose.
odontalgie. 10
ophthalmie. 16
orchite. 3
ostite. 2
otite.
otorrhée.
ovarite. 2
panaris. 2
paralysie. 2
parrotite. 8
pharyngite. 2
phthisie. 6
pleurésie. 5
plique.
pneumonie. 3
prolapsus. 3
psoïte. 2
ptyalisme.
ranule. 2
rhumat. aig.
— chr.
rougeole.
scarlatine. 10
scrofules.
stomatite. 7
sueur.
surdité.
syphilis. 82
tabes. 2
teigne.
tétanos.
toux. 4
trisme. 2
tumeurs.
ulcères. 5
variole. 16
volvulus.

MERCURIUS SUBL. CORR.

diarrhée. 5
dysenterie. 25
entérop. chr.
épilepsie.
exanth. chr.
fièvre typh.
ophthalmie.
phthisie.
stomatite.
syphilis. 10
tabes.

MERCURIUS VIVUS

adoïte.
amygdalite. 5
aphthes.
brûlure.
merc. (abus).
névralg. fac.
odontalgie. 5
ophthalmie. 4
psoïte.
ranule.
rhumat. chr. 2
scarlatine.
scrofule. 2
stomatite.
syphilis. 25
toux.
trisme.
ulcères. 5

MÉZEREUM.

aliénation. 2
carie. 2
chlorose.
choléra spor.
— épid.
constipation.
exanth. chr.
excoriation.
exostose. 2
fièvre interm.
mastoïte.
névralg. fac. 4
odontalgie. 2
ostite. 2
scrofules.
squirrhe.
syphilis. 5
ulcères. 2

MILLEFOLIUM.

hématurie.
hémoptysie. 2

MORBILLIN.

rougeole. 10

MOSCHUS.

bronchite chr.
céphalalgie.
convulsions. 4
coqueluche.
croup.
fièvre inter.
grossesse.
laryngite.
rhumat. aig.

NATRUM CARBON.

arthr. chr.
carie.
dartres. 3
épilepsie.
exanth. chr.
goître. 2
hémoptysie.
hémorrhoïdes.
leucorrhée.
loupe.
mastoïte.
métrorrhagie.
ophthalmie. 2
otorrhée.
strabisme.
syphilis.

NATRUM MURIAT.

aliénation. 2
aménorrhée. 2
anasarque.
asthme.
céphalalgie.
coryza sec.
dyspepsie.
entérite chr. 2
épilepsie. 2
étourdissem.
fièvre inter. 37
— typh.
hépatite chr.
hypocondrie.
hystérie.
ictère.
incontinence.
leucorrhée. 3
ophthalmie.
orchite.
phthisie.
pleurésie.
plique.
quinq. (abus).
rhumat. chr.
stomatite.
strabisme.
syphilis. 3
tabes.
toux. 2
tumeurs.
ulcères.
vomissement.

NIGELLA.

épilepsie.

NITRUM.

fièvre inter.
phthisie. 3
pneumonie.
teigne.
ulcères.

NUX MOSCHATA.

aménorrhée.
asthme.

NUX VOM.

aliénation. 21
amblyopie.
aménorrhée. 4
amygdalite. 7
anasarque. 2
angite. 6
apoplexie. 4
arthrite aig. 4
— chr. 4
ascite. 3
asthme. 12
avortement. 4
bronch. aig. 7
— chr. 14
calcul biliaire.
cancer. 3
cardiospasme.
carreau. 3
cataracte.
catarrhe.
céphalalgie. 38
charbon.
chlorose.
choléra spor. 5
— épid. 6
chorée. 7
colique. 8
congestion. cérébr. 2
constipat. 10
convulsions. 7
coqueluche. 13
cors.
couperose.
coxalgie. 2
croup.
cystalgie. 2
dartres. 2
délire tr. 9
démangeais.
diarrhée. 4
dysécie.
dysenterie. 2
dysménorr. 3
dyspepsie. 8
dysurie.

encéphalite.
enfantement. 3
engelures. 2
entérite aig. 8
— chr. 35
entozoaires.
épilepsie. 7
épistaxis.
érysipèle. 4
étourdissem. 8
exanth. chr. 10
fièvre bil. 4
— catarr.
— gastr. 5
— inter. 103
— typh. 47
foulure.
furoncle.
gale.
gastralgie. 50
gastrite aig. 3
— chr. 4
gastro-entér. 5
gastropat. 12
glossalgie.
grippe. 17
grossesse. 4
hématémèse. 3
hémiplégie. 2
hémoptysie. 7
hémorrhagie.
hémorrhoïd. 13
hépatite.
— aig. 11
— chr. 15
hernie. 23
hoquet.
hydrocèle.
hydrocéphale.
hypocondrie. 7
hystérie. 9
ictère. 14
iléus. 2
impuissance.
ischurie. 2
léthargie.
leucorrhée. 3
luxation.
lipothymie.
mal de mer.
mastoïte. 4
mélœna. 2
méningite.
merc. (abus). 2
métrite. 6
métro-p.-p. 7
métrorrhag. 11
miliaire.
néphrite. 6
névralgie. 3
— fac. 5
— sciat. 4
— thorac.
névrose.
odontalgie. 21
œdème
ophthalmie. 15
orchite. 3
orchéocèle.
ortiaire. 3
otalgie.
otite. 2
ovarite. 4
panaris. 2
paralysie. 18
parulie.
péritonite.
phthisie. 18
pleurésie. 15
pneumonie. 25
ptyalisme.
pyrosis.
quinq. (ab.) 7
refroid. (disp.)
rétent. d'ur. 2
rhinite.
rhumatisme. 3
— aig. 15
— chr. 8
rougeole. 4
scarlatine.
scrofules 2
spasmes. 4
splénite.
squirrhe.
stomatite.
syphilis. 8
tabes. 5
teigne.
tétanos. 2
toux. 17
trachéite.
tremblement.
tumeurs. 6
tympanite.
ulcères. 7
variole. 5
volvulus
vomissem. 17

OLEANDER.

apoplexie.
chorée.
paralysie. 3
phthisie.
spasmes.
teigne. 2

OLEUM ANIM.

névralgie.
phthisie.

OPIUM.

aliénation. 5
aménorrhée.
apoplexie. 3
bronchite chr.
cataracte.
choléra épid. 2
colique. 3
coma. 2
constipation.
convulsions. 4
coqueluche.
délire tremb. 5
diarrhée. 3
encéphalite. 2
enfantement.
entérop. chr. 4
entozoaires.
épilepsie. 5
étourdissem. 2
fièvre inter. 7
— typh. 17
gangrène.
gastro-entér.
hémiplégie.
hémoptysie.
hernie.
hydrothorax.
hystérie.
iléus.
léthargie.
merc. (abus).
métrorrhagie.
miliaire.
névralgie sciat.
odontalgie
paralysie.
phthisie.
pneumonie.
quinq. (abus).
rhumat. chr.
tétanos.
toux. 2
trisme.
volvulus.

OZŒNIN.

cancer.
exanth. chr.
ozène. 2
syphilis.
ulcères.

PARIS QUADRIFOLIA.

ascite.
bronchite chr.
hémoptysie.
laryngite.

PETROLEUM.

amblyopie.
arthrite chr.
céphalalgie.
charbon.
constipation.
coxalgie.
dartres. 3
diarrhée. 3
dysécie. 5
dysenterie.
dysménorr.
dysurie.
engelures. 3
entér. chr. 3
étourdissem.
exanth. chr. 4
fièvre interm.
gastralgie.
hypocondrie.
hystérie.
mélœna.
métrite.
odontalgie
ophthalmie. 2
orchite.
pharyngite.
phthisie.
scrofules. 2
squirrhe.
strabisme.
surdité.
syphilis. 8
ulcères. 4

PETROSELINUM.

syphilis. 61

PHELLANDRIUM AQUAT.

toux. 1

PHOSPHORUS.

aliénation. 2
amygdalite.
angiectasie.
apathie.
aphonie. 2
apoplexie.
arthr. chr.
ascite. 2
asthme. 3
bronch aig. 2
— chr. 3
cancer. 2
cardite.
carie. 2
céphalalgie. 7
charbon. 2
chéilite.
chlorose. 3
choléra spor. 2
— épid. 4
chorée. 2
conception. 3
congestion.
contusion.
convulsion.
coxalgie.
croup. 3
dartres. 3
diarrhée. 6
dysécie.
dysménorr.
dyspepsie. 2
dysphagie.
dysurie.
enfantement.
engelures.
entér. chr. 9
exostose. 3
fièvre gastriq.
— interm. 5
— typh. 3
furoncle.
gangrène.
gastralgie. 6
grippe. 2
hémiplégie.
hémoptysie. 5
hémorrhoïd. 2
hépatite chr.
hydrocéphale.
hypocondrie. 2
hystérie.
incontinence.
leucorrhée.
loupe.
mastoïte. 9

métrorrhag. 2
nasite.
névralg. fac. 4
— sciatiq.
œdème.
ophthalmie. 5
orchite.
ozène. 2
paralysie.
péritonite.
phlébite.
phthisie. 18
plétore.
pleurésie.
pneumonie. 3
polype. 2
pollutions.
psoïte.
ptyalisme.
rétent. d'ur.
rhumat. aigu.
— chroniq. 2
rougeole. 2
scarlatine. 3
scrofules. 2
somnambul.
squirrhe. 2
syphilis. 2
tabes. 2
teigne.
tétanos.
trachéite. 4
tremblement. 2
trisme.
tumeurs. 2
ulcères. 2
vomissement. 1

PLATINA.

aliénation. 8
aménorrhée.
ascite.
cancer. 2
cardite.
convulsions. 2
dysménorrh. 2
enfantement.
entérop. chr.
épilepsie.
fièvre interm.
gastralgie.
glossite.
mastoïte.
métrite. 5
métrorrhag. 5
nymphoman. 2
odontalgie.
ovarite.
tumeurs.

PLUMBUM.

constipation.
entérop. chr. 2
fièvre typh.
gastralgie.
iléus. 2
vomissements.

PLUMBUM ACET.

aliénation.
constipation.
entérop. chr.
épilepsie.
hernie.
paralysie.

PRUNUS SPINOSA.

anasarque.
bronchite aig.
— chroniq.

PSORICUM.

aliénation.
arthrite aiguë.
ascite.
blépharophth.
bronchite chr.
cancer.
cataracte.
constipation.
contusion.
croûtes de lait.
dartres. 4
entér. chron.
étourdissem.
exanth. chr. 8
gale. 6
hémorrhoïdes.
hépatite chr.
hernie.
incontinence.
leucorrhée.
névralgie sciat.
odontalgie. 3
ophthalmie. 3
ortiaire.
phthisie. 6
plique.
rhumatisme.
scrofules. 2
syphilis. 3
tabes. 2
teigne. 4
toux. 2
tumeurs.
ulcères. 4

PHTHISIN.

phthisie.

PULSATILLA.

aliénation. 17
amblyopie. 2
aménorrh. 18
amygdalite. 8
anaphthie.
anasarque. 2
angiectasie. 2
angite.
anxiété.
apoplexie.
arthrite aig. 11
— chroniq.
ascite. 4
asthme. 10
bronch. aig. 4
— chroniq. 8
brûlure.
cancer. 2
cardiospasme.
cardite. 2
carie.
carreau. 2
cataracte. 4
céphalalgie. 19
chlorose. 5
choléra spor.
— épidém. 2
chorée. 5
colique. 3
coma. 2
conception.
congestion. 2
— cérébrale.
convulsions. 6
coqueluche. 3
cors.
coryza sec.
coxalgie.
cystalgie. 2
dartres. 4
diarrhée. 15
dysécie. 5
dysenterie. 8
dysménorr. 10
dyspepsie. 4
dysphagie. 2
dysurie. 3
encéphalite. 2
enfantement 9
engelures. 2
engourdissem.
enrouement.
entérite aig. 3
— chroniq. 15
entozoaires.
épilepsie. 4
érysipèle. 4
étourdissem. 5
exanth. chr. 7
fièvre bilieus. 4
—catarrh.
—gastr. 3
—interm. 61
—typhoïde. 33
foulure.
gale.
gastralgie. 15
gastrite aig. 2
— chroniq.
gastromalacie.
gastropathie. 4
glossite.
gonophysème.
grippe. 10
grossesse. 3
hématémèse. 3
hématurie.
héméralopie. 2
hémoptysie. 4
hémorrhoïd. 4
hépatite.
— aiguë. 4
— chron. 2
hernie.
hoquet.
hydrocèle. 2
hydrothorax.
hypocondrie.
hystérie. 7
ictère. 10
incontinence. 3
léthargie.
leucorrhée. 6
mastoïte. 11
mercure (ab.).
métralgie. 2
métrite. 6
m.-per-puer. 4
métrorrhag. 6
miliaire.
névralgie. 3
— faciale. 4
— plantaire.
— sciat.
odontalgie. 26
œdème.
ophthalmie. 27
orchite. 6
orgelet. 2
ostite. 3
otalgie
otite. 14
ovarite. 2
ozène.
paralysie. 4
parrotite.
phlébite.
phthisie. 19
pleurésie. 12
plique.
pneumonie. 13
pollutions. 2
prostatite.
quinq. (ab.). 2
rétention d'ur
rhumatisme. 2
— aigu. 11
— chron. 2
rougeole. 12
satyriasis.
scarlatine. 3
scrofules.
splénite.
strangurie.
surdité. 4
syphilis. 10
tabes. 3
toux. 14
tumeurs. 7
tympanite.
ulcères 6
uréthrorrhag.
variole. 6
vomissem. 10

RANUNCULUS BULB.

dartres. 2
ulcères.

RANUNCULUS SCELER.

ulcères.

RATHANIA.

bronchite chr.

RHEUM.

arthrite chron.

bronchite chr.
carie.
choléra spor. 2
coliques. 2
dartres.
délire trembl.
dyarrhée. 4
dysenterie. 3
fièvre typhoïd.
hydrocéphale.
scrofules.
tumeurs.

RHODODENDRON CHRYS.

hémiplégie.
orchite.
quinq. (ab.).
rhumat. aig.
syphilis. 3

RHUS RADICANS.

pleurésie.
rhumat. chr.

RHUS TOXIC.

aliénation. 4
amygdalite. 2
apoplexie. 3
arthrite aiguë.
— chroniq.
ascite. 2
blessures. 2
cancer.
cardite.
carie. 3
carreau.
céphalalgie. 5
charbon.
choléra spor. 3
— épid. 7
colique.
congestion.
contusion. 5
convulsions.
couperose. 2
coxalgie. 2
croût. de lait. 3
dartres. 13
démangeais.
dentition.
diarrhée. 4
dysécie.
dysenterie. 4
encéphalite.
entérite aiguë.
— chroniq.
épilepsie.
épistaxis.
érysipèle. 29
étourdissem.
exanth. ch. 15
exostose. 2
fièvre inter. 10
— typh. 35
foulure.
fourmillement.
gale. 3
gastralgie.
gastrite aiguë.
gastropathie. 2
grippe. 3
hémiplégie.
hémoptysie. 5
hémorrhoïdes.
hépatite aig. 2
hernie. 3
hystérie.
ictère.
incontinence.
lumbago. 3
luxation.
mastoïte. 2
mélœna.
névr. fac. 4
— sciatiq. 2
odontalgie. 5
ophthalmie. 21
ortiaire. 2
panaris. 2
paralysie. 15
parrotite. 4
pétéchie.
phallite.
pleurésie. 8
plique.
pneumonie. 13
rhagades.
rhumatisme.
— aigu. 13
— chron. 6
rougeole.
scarlatine. 2
scrofules.
syphilis. 3
teigne. 8
tétanos.
toux.
tremblement.
tumeurs. 2
ulcères. 7
variole. 4
verrues. 3
volvulus.

RUTA.

amblyopie.
carie.
couperose.
ophthalmie.
rachitisme.

SABADILLA.

céphalalgie.
cystalgie.
dysurie.
entozoaires. 2
exanth. chr.
fièvre int. 14
grippe. 2
névralg. fac.
quinq. (abus).

SABINA.

aménorrhée.
arthrite aig. 4
avortement. 5
dysménorrh.
entozoaires.
métrorrhag. 18
odontalgie.
ostite.
ovarite.
syphilis.
tumeurs.
ulcères. 2

SALSAPARILLA.

asthme.
dysécie.
érysipèle.
exanth. chr.
gasthropathie.
pleurésie.
syphilis. 3

SAMBUCUS.

anasarque. 2
asthme. 2
bronch. aiguë.
— chroniq. 2
croup. 3
fièvre inter. 2
laryngite.
phthisie. 2
suette.
sueur.
syphilis. 2
toux.
trachéite. 2

SCILLA.

ascite.
asthme.
bronchite chr.
céphalalgie.
fièvre gastr.
— interm. 2
— typh.
grippe.
néphrite.
pleurésie. 4
pneumonie. 6
syphilis.
toux.

SÉCALE.

aliénation. 2
avortement. 3
choléra spor.
— épid. 3
diarrhée. 3
dysménorrhée.
enfantement. 9
entérite aiguë.
— chroniq. 2
épilepsie.
érysipèle.
fièvre inter. 2
gastralgie.
grippe.
hernie.
métrite.
métrorrhagie. 6
paralysie.
péritonite.
phthisie.

SELENIUM.

syphilis. 2

SENNA.

diarrhée.
entozoaires.

SENEGA.

asthme.
bronchite aig.
— chron. 2
céphalalgie.
grippe.
hématémèse.
paralysie. 2
phthisie.
pneumonie. 3

SEPIA.

aliénation. 3
aménorrhée. 3
amygdalite. 3
anasarque. 2
arthrite aiguë.
— chroniq.
asthme. 4
bronch. chr. 5
cancer. 3
carie.
céphalalgie. 22
charbon.
chorée.
conception.
congestion. 2
constipation.
convulsions.
coqueluche. 3
croûtes de lait.
dartres. 9
démangeais.
diarrhée. 2
dysménorrh.
dyspepsie.
dysphagie.
dysurie.
entérite chr. 6
épilepsie. 2
épistaxis.
érysipèle.
étourdissem. 2
exanth. chr. 5
fièvre inter. 8
gale. 5
gastralgie. 5
gastrite aiguë.
— chron. 2
gastropathie.
grippe.
grossesse. 2
hémoptysie. 4
hémorrhoïd. 4
hépatite chr.
hydrothorax.
hypocondr. 3
hystérie. 2
ictère.
impuissance.
lèpre.

leucorrhée. 3
mastoïte.
merc. (abus). 2
métrite. 3
métrorrhagie.
miliaire.
névralgie.
— faciale. 6
odontalgie. 4
ophthalmie. 13
ortiaire.
otalgie.
ovarite.
ozène.
panaris.
paralysie. 2
parrotite.
phthisie. 21
pleurésie.
pneumonie.
prolapsus. 2
pyrosis.
rachitisme.
rhumat. aig. 2
— chroniq.
scrofules. 3
spermatorrh.
squirrhe.
suette.
surdité.
syphilis. 14
tabes. 2
teigne.
toux. 7
trachéite.
tremblement.
tumeurs. 6
ulcères. 7
vomissement.

SILICEA.

aliénation. 2
amblyopie.
amygdalite. 9
anasarque. 2
angiectasie.
apoplexie.
arthrite aig. 3
— chron. 2
asthme.
avortement.
bronchite aig.
— chron. 5
cancer. 5
carie. 5
carreau.
céphalalgie. 3
charbon. 2
chorée.
coxalgie.
dartres.
enfantement.
entér. chr. 8
épilepsie. 4
érysipèle. 4
étourdissem. 3
exanth. chr. 4
exostose. 3
fièvre inter. 2
— typhoïd. 2
ganglion.
gangrène. 2
gastralgie. 2
gastrite chr.
gastropathie.
gonophysèm. 2
grippe.
hémoptysie.
hémorrhoïd. 2
hépatite aiguë.
— chroniq.
hydrocéphale.
hypocondrie.
hystérie. 3
idiotisme.
induration.
insomnie.
lèpre.
leucorrhée. 3
loupe. 2
mastoïte. 8
mercure (ab.).
métrite. 2
métrorrhag. 2
nécrose.
névralgie fac.
— sciatique.
odontalgie. 2
ophthalmie. 7
orchite.
ostite. 5
otite. 2
otorrhée.
ozène.
panaris. 7
paralysie. 5
parrotite. 2
phthisie. 14
psoïte.
rachitisme. 2
rhumat. chr.
scrofules 13
somnambul.
squirrhe.
sueur.
surdité. 2
syphilis. 6
tabes. 2
teigne.
tremblement.
tumeurs. 12
ulcères. 33
variole.
vomissem. 2
zona.

SOLANUM NIGRUM.

fièvre inter.
grippe.
métrorrhagie.
raphanie. 3

SPIGELLIA.

cardite.
cataracte.
céphalalgie.
convulsions.
entozoaires.
fièvre inter.
grippe.
névralg. fac. 3
odontalgie. 3
ophthalmie. 6
orchite.
paralysie.
syphilis.

SPIR. NITR. DULC.

encéphalite.
exanthèm. chr.
fièvre typh. 6
gastralgie. 2
métrorrhagie.
pleurésie.
syphilis.
tumeurs.

SPIR. SULPH. ETHER.

apoplexie.
métrorrhagie.

SPONGIA.

amygdalite. 2
arthrite aiguë.
asthme. 2
bronch. aiguë.
bronch. chr. 4
coxalgie. 2
croup. 34
enrouement.
fièvre inter.
grippe.
laryngite. 4
œdème.
orchite. 6
phthisie. 3
plique.
rougeole. 3
scarlatine.
syphilis. 3
toux. 3
trachéite. 18
tumeurs. 2

STANNUM.

bronch. aiguë.
— chr. 3
chlorose.
constipation.
convulsions. 2
coqueluche.
dysménorr. 2
entozoaires.
épilepsie.
fièvre inter.
— typh. 2
gastralgie. 3
gastrite chr.
grippe.
hématémèse. 2
hémiplégie.
hémoptysie.
leucorrhée.
lumbago.
mastoïte.
mélœna.
néphrite.
névralgie fac.
paralysie. 2
phthisie. 37
pneumonie. 5
quinq. (abus).
rhumat. aigu.
toux. 6
ulcères. 2

STAPHYSAGRIA.

aliénation.
amygdalite.
cancer.
carie.
choléra épid.
dartres. 5
démangeais.
dysenterie. 2
entér. chr. 2
exostose.
fièvre inter.
gastralgie.
gastropathie.
gonophysème.
grippe.
hémorrhoïdes.
mal de mer.
mastoïte.
mercure (ab.)
métrite.
névralg. fac. 2
odontalgie. 2
ophthalmie. 10
otite.
otorrhée.
panaris.
paralysie.
parulie.
phthisie. 3
plique.
pollutions.
rhumat. aigu.
scrofules.
squirrhe.
strangurie.
syphilis. 2
teigne. 2
tétanos.
tumeurs. 3
ulcères.

STRAMONIUM.

aliénation 19
aménorr. 2
amygdalite.
angiectasie.
apoplexie. 2
carie.
cataracte.
choléra épid. 3
chorée. 17
colique.
convulsions. 9
délire trembl.
dysphagie.
encéphalite. 2
entérite chr.
épilepsie. 3
étourdissem.
fièvre gastriq.
— inter.
— typh. 7

grippe.
héméralopie. 2
hoquet.
léthargie.
métrorrhagie.
névralgie fac.
ophthalmie.
rachitisme.
rhumat. aigu.
tétanos. 2
ulcères.
variole.

SULPHUR.

adénite. 2
aliénation. 16
amblyopie. 2
aménorrhée. 7
amygdalite. 5
anasarque. 3
angiectasie. 4
aphthes. 4
aphonie.
apoplexie.
arthrite aig. 7
— chr. 2
asthme. 8
avortement.
blépharopht.
blessures.
bourdonnem.
bronch. chr. 15
cancer. 6
carie. 7
carreau. 7
cataracte. 3
céphalalgie. 19
charbon.
choléra spor. 2
— épid. 4
chorée. 8
colique. 5
conception. 3
congestion.
— céréb.
constipation. 6
convulsions. 8
coqueluche. 10
coxalgie. 5
croûtes de lait.
cystite.
dartres. 32
délire trembl.
diarrhée. 10
dysécie. 3
dysenterie. 10
dysménorr. 5
dyspepsie. 5
dysphagie.
dysurie.
encéphalite. 4
enfantement.
engelures.
enrouement.
entérite aiguë.
— chr. 21
entozoaires. 4
épilepsie. 15
épistaxis.
érysipèle. 11
étourdissem. 2
exant. chr. 40
excoriation. 3
exostose. 5
fièvre inter. 16
— typh. 24
fongus.
foulure. 2
fracture.
furoncle.
gale. 19
gastralgie. 18
gastrite chr. 3
gastro-entér.
gastromalacie.
gastropathie. 3
goître.
grippe.
hémoptysie. 4
hémorrhoïd. 12
hépatite.
— aiguë. 6
— chr. 8
hernie.
hydrocèle.
hydrocéphal. 2
hydropéric.
hydrothorax. 2
hypocondrie. 6
hystérie. 4
ictère. 4
impuissance.
incontinence. 2
ischurie.
lèpre.
leucorrhée. 7
lienterie. 2
lumbago.
luxation. 2
mastoïte. 10
mélœna.
merc. (abus). 8
métrite. 8
met.-p.-puer. 2
métrorrhag. 2
nécrose. 2
névralgie. 3
— fac. 4
— sciat. 4
névrose. 2
odontalgie. 7
œdème.
ophthalmie. 75
orchite. 2
orchéocèle.
orgelet.
ostite.
otite. 2
otorrhée. 2
ovarite.
ozène.
panaris. 6
paralysie. 9
parrotite. 2
parulie.
phallite.
phthisie. 54
pléthore. 2
pleurésie. 7
plique.
pneumonie. 14
pollutions.
polype.
proctalgie.
psoïte.
pyrosis. 3
quinquin. (ab.)
rachitisme. 3
ranule.
refroid. (disp.)
rétention d'ur.
rhumat. aig. 4
— chr. 7
rougeole. 11
scarlatine. 10
scrofules. 11
spermatorr.
splénite.
surdité. 3
syphilis. 45
tabes. 11
teigne. 17
tétanos. 2
toux. 20
trachéite. 2
tumeurs. 9
tympanite.
ulcères. 35
uréthrorrhag.
variole. 7
verrues. 4
volvulus
vomissem. 7

SYPHYLITICUM.

syphilis. 2

TABACUM.

choléra spor.
— épid. 3
toux.

TÆNIA.

céphalalgie.

TARAXACUM.

céphalalgie.
fièvre inter.
grippe.
rhumat. aigu.

TARTARUS EMET.

amygdalite.
asthme. 2
céphalalgie.
choléra spor.
— épid.
colique.
convulsions.
coqueluche.
cors.
croup. 4
délire trembl.
dyspepsie.
dysurie.
encéphalite.
entérite aig.
exanthèm. chr.
fièvre inter.
— typh. 2
grippe.
laryngite.
méningite.
névralgie fac.
ophthalmie. 2
phthisie.
pneumonie.
rhumat. aigu.
toux. 4
trachéite.
vomissement.

TAXUS BACCATA.

ophthalmie.

TEREBENTHINA.

névralg. sciat.
ophthalmie.

THEA.

fièvre typh.

THUYA.

amygdalite.
arthrite aiguë.
cancer. 2
convulsions.
cystalgie.
dysurie.
entérite chr.
exanth chr. 3
fièvre inter.
gale.
gastrite chr.
hématurie. 2
hémorrhoïd. 2
métrite. 2
névralgie fac.
paralysie.
prostatite.
ranule.
rhumat. aigu.
— chr.
syphilis. 62
ulcères.
verrues. 2

TINEIN.

ophthalmie.
teigne. 2

TUSSILAGO.

toux. 2

URTICA URENS.

aménorrhée.

UVA URSI.

rétention d'ur.

VACCININ.

ophthalmie.
variole. 13

VALERIANA.

ascite.
dyspepsie.
entérite chr.
fièvre inter. 4
— typh. 5
gastralgie.
hémiplégie.

VARIOLIN.

ophthalmie. 2
rhumat. aigu.
variole. 4

VERATRUM ALBUM.

aliénation. 26
ascite.
asthme. 2
bronch. chr.
cardite.
cardiospasme.
choléra sp. 25
choléra ép. 36
chorée.
coliques. 4
coma.
constipation.
convulsions. 3
coqueluche. 3
dartres.
diarrhée. 8
dysenterie.
dysménorr. 2
dysphagie.
entérite aiguë.
— chr. 6
épistaxis.
exanth. chr. 3
fièvre gastriq.
— inter. 21
— typh. 9
gale.
gastralgie. 2
gastrite aiguë.
— chr.
gastro-entérit.
gastromalacie.
gastropathie.
grippe. 2
hématémèse.
héméralopie.
hépatite chr. 2
hernie. 2
hypocondrie.
hystérie. 2
iléus.
mét.-p.-puer. 2
odontalgie.
paralysie. 2
phthisie.
pneumonie.
quinq. (ab.) 4
rhumatisme.
scarlatine.
scrofules.
tremblement.
trisme.
tumeurs. 2
ulcères.
vomissem. 4

VERBASCUM.

bronch. aiguë.
mastoïte.

VIOLA ODORATA.

convulsions.
gastropathie.

VINCA MINOR.

apoplexie.
dartres.
plique. 3

ZINCUM.

amygdalite.
arthrite chr.
bronchite chr.
céphalalgie. 2
chlorose.
chorée.
congestion.
convulsions.
coqueluche.
dartres.
entérite chr.
exanth. chr. 3
flatuosités.
gale.
gastrite chr.
hémiplégie.
hépatite chr.
leucorrhée.
mastoïte.
mélæna.
névralg. fac. 2
orchite.
paralysie. 3
phthisie.
pneumonie.
rhumat. aigu.
splénite.
squirrhe.
syphilis.
tremblement.
ulcères.
uréthrorrhag.

ZINCUM VITRIOL.

chorée.

Nous croyons utile de rappeler, à propos des tableaux d'*Analogies cutanées* que nous publions, quelques considérations générales :

« Il est quelquefois très-difficile de déterminer le genre d'une maladie de la peau, surtout lorsque la lésion élémentaire ne se reproduit plus ou ne peut être observée que çà et là sur les marges de la partie affectée. On n'arrive, dans ce cas, à établir le diagnostic, sinon avec rigueur, du moins avec la plus grande somme possible de probabilités, que par l'examen le plus attentif de toute la surface cutanée, la recherche minutieuse des moindres lésions primitives, et en s'informant avec soin de l'aspect de l'affection à son début, de sa marche, des modifications qu'elle a subies... »

« La plupart des médicaments offrent des difficultés de ce genre. Il nous paraît impossible d'en obtenir le diagnostic (les *analogies*), si l'on ne prélude à la détermination des divers genres de lésions dermatiques que chacun d'eux peut produire par une étude d'ensemble, un rapprochement, une comparaison de leurs phénomènes les plus saillants, les mieux caractérisés, les plus nombreux, qui mettent sur la voie de leur *dominante*... »

(*Essai sur les maladies de la peau*, par le docteur Arnaud, *Bulletin de la Société de médecine homœopathique*, tome II, p. 59.)

ANALOGIES CUTANÉES (1).

1.

ACIDE NITRIQUE.

1 urticaire. 672.
5 erythème (intertrigo). 309, 315, 333, 570-1.
4 erysipèle. 139, 140-1-2.
5 — (engelures). 553-4, 620-1-2.
1 eczéma. 555. ?.
1 ecthyma. 561. ?.
1 acné. 69.
3 — mentagre. 136-7-8.
5 impetigo. 66 (59, 61-2-3. ?.).
1 fics. 420.
1 furoncle. 668.
13 chancres? 408-9, 411-2-3-4 5-7-8-9, 421-2, 430.
3 alopécie. 67-8, 385.
3 ulcères. 175, 669, 670-1.

Lésions indéterminées.

399, 667.

2.

ARSENIC.

1 miliaire. 809.
1 urticaire. 812.
2 erythème (intertrigo). 617, 644.
4 herpes? 187-8, 190-1.
1 gale. 818.
5 acné. 65, 122-3, 156-7.
6 impetigo. 144-5-6-7-8-9 (150-1-2-3-5).
21 lupus. 135, 183-4-5. 688-9, 703 (779, 782-3-5-6-7-8-9, 790-1-2-3-4-5-6).
4 prurigo. 807, 816-7-9.
1 lichen. 629.
1 pithyriasis. 604.
1 éphélides hépatiques. 598.
10 purpura. 192-3-5, 805-6-9, 810-1-3-4.
1 alopécie. 158.

Lésions indéterminées.

98-9, 100, 124-5, 136-7-8-9, 140-1-2-3, 619, 625, 815.

(1) Les chiffres après le nom de l'affection indiquent les numéros des symptômes pathogénétiques auxquels elle peut être comparée. Le chiffre avant le nom indique le nombre de ces symptômes.

3.

BELLADONE.

5 rougeole. 869, 947, 1274-5-9.
16 scarlatine. 165, 194-5-6-7, 1048, 1262-3-4-5-6-7, 1277-8, 1280-1.
1 erythème (intertrigo). (1059).
19 érysipèle. 164-5-8. 188, 192-3-8-9, 200-1-2-3-4-5-6-7, 363-6, 1276.

5 bulles. 868, 960-1, 1044, 1282.
2 impetigo. 348, 900.
3 lupus. 397, 777, 1050.
9 lichen. 163, 347, 372-3, 3?5-6-7-8, 870.
2 furoncle. 162, 885.
1 alopécie. 166.
6 ulcères. 1052-4-5-6-7-8.

Lésions indéterminées.

364-5-7-8-9, 371-4-5-6-7, 883, 931-2, 1020-6-7-8-9.

4.

CARBONATE DE CHAUX.

1 miliaire. 905.
1 urticaire. 906.
2 érythème. 852.
— intertrigo. 503.
5 érysipèle. 194-6-7, 237-8.
2 eczéma (pithyriasis?). 119, 120.
9 acné. 125? 183? 186-7, 189? 246, 705, 716, 815?
22 impetigo. 117 (112-3-4-5-6-8), 255-6-7-8-9, 260-1-2-3-4-5-6-7-8, 271.

6 prurigo (vulvaire). 593-4-5-6-7-8.
2 lichen. 190, 849.
1 pithyriasis. 188.
4 sycosides. 505.
— verrues. 915 (916-7).
7 furoncle. 124, 240-1, 272, 366, 860? 881.

—

3 dartres reproduites. 911-2-3.
2 ulcères. 835, 914.

Lésions indéterminées.

245.

5.

CAUSTIQUE.

9 engelures. 693? 795-8, 800-4-5, 810-2-3.
5 herpes. 500-1-2, 214? 794?
6 eczéma. 160, 639, 640, 733, 758-9.
2 pemphigus. 861-2.
6 acné. 90, 155, 200-4-5, 223.
14 lichen. 154-6-7, 164? 214-5-8-9, 220-1, 720, 860-3, 870.

1 éphélides. 869.
1 verrues. 859.
1 furoncle. 629.
1 panaris. 796.

—

2 alopécie. 83, 209.
3 cors. 814-5-6.
2 ulcères. 721, 592.

Lésions indéterminées.

58, 161, 215, 440, 735, 756.

6.

CHARBON ANIMAL.

2 érythème. 33.
— intertrigo. 113.
3 engelures. 168-9, 170.
2 herpes. 45-6.
1 verrues. 159.
1 furoncle. 115.
1 syphilide. 31.
1 alopécie. 21.

Lésions indéterminées.

32-6, 44, 114.

7.

CHARBON VÉGÉTAL.

10 urticaire. 800 (793-5-6-8-9, 801-2-3-4).
10 eczéma. 447-8-9, 472-3-4-5-6, 657, 691.
7 acné. 100-1-2-3, 139, 140-1.
7 impetigo? 183-4-5-6-8, 191-2.
7 psoriasis? 653-4 (673-7, 696, 760-1).
3 furoncles. 670 (770-1 ?).
—
3 cicatrices (se rouvrent). 90, 818-9.
1 cor (douloureux). 867.
2 ulcères. 820-1.

8.

CIGUE.

2 miliaire. 527, 671.
2 herpes labialis. 141-2.
2 eczéma? 355-6.
5 acné. 59, 60-1, 107, 138.
1 impetigo? 517.
1 lentigo. 469.
1 purpura. 547.
1 panaris. 471.
—
1 alopécie. 63.
7 ulcères. 534-5-6-7-8-9, 540.

Lésions indéterminées.

101-2, 432, 470, 483, 510, 542-5.

9.

DOUCE-AMÈRE.

1 rougeole. 342.
6 urticaire. 265, 276, 335-6, 340-1.
10 impetigo *. 82-3-6-7, 90, 198, 279, 337-8-9.
1 verrue. 281.

Lésions indéterminées.

282.

* Ou eczéma? ou lichen?

10.

GRAPHITE.

1 rougeole? 489.
4 érysipèle. 44, 389.
— engelures. 471-5?
10 eczéma. 36-7-8, 90, 361, 404-5-6, 119, 420.
6 ecthyma? 103, 158, 321, 398, 476-7.
1 acné. 401.
9 impetigo. 97-8, 104-5-6-7-8-9, 110.
3 lichen. 42, 396, 490?
3 purpura? 419, 420, 489.
1 furoncle. 400.

—

1 alopécie. 39.
1 cors douloureux. 478.
6 ulcères. 491-2-3-4-5-6.

11.

LYCOPODE.

1 urticaire. 742.
1 érythème. 662.
5 eczéma. 374, 619, 621, 654-5.
6 acné. 74? 75? 76? 77? 179? 578.
1 acné rosacea. 279.
14 impetigo. 64-5, 74? 75? 76? 77? 115-6, 171-2-3-4-5, 179?
1 lichen. 186.
3 pithyriasis. 77-8, 741.
2 — rubra. 736-7.
1 sycosides. fics. 437.
— verrues. 618.
4 furoncles. 587, 603, 620, 740.

—

1 alopécie. 62.
1 cors. 715.
1 — douloureux. 714.
1 ulcères saignants. 738.

12.

MERCURE SOLUBLE.

2 urticaire. 977-8.
25 eczéma. 90-1-2-3-4, 184, 238, 586, 639, 641, 648, 656-7, 678, 685, 827, 835, 893-5-7, 929, 974-5-6, 980.
3 ecthyma. 155, 202, 763.
5 acné. 232-3-4, 876, 987.
3 impetigo. 218, 221, 241.
18 lupus. 193-4-5-7, 201-3-4-6-7, 212-9, 220-2-3-4, 698, 795, 898.
7 éléphantiasis. 822, 934, 940-1, 963-6-7.
18 psoriasis. 150-1 (225-7-8), 821-8-9, 842-8, 856-7-8, 870, 899, 972, 981, 1006.

—

1 alopécie. 95.

13.

NOIX VOMIQUE.

3 miliaire. 814, 887, 915.
3 érysipèle? 103-7, 110.
10 — engelures. 856, 950-4-5-6-7-9, 960-1-2.
5 eczéma. (173, 180), 577-8, 580.
12 acné. 96-8, 108, 172-4-7-8, 181-3-4-5, 862.
4 furoncles. 881-2-3, 917.

—

1 cicatrices douloureuses. 969
1 cors douloureux. 958.
1 ulcères enflammés. 924.
1 -- douloureux. 925.

14.

PÉTROLE.

1 érysipèle. 421.
14 eczéma. 110-1 (265), 310-2-8-9, 330 (435, 448), 452-3-5-7.
7 impetigo. 61, 135-9, 140-1-2-3.
3 lichen? 73-4-5.
3 éphélides. 420, 489, 491.
2 verrues douloureuses. 444-5.
2 furoncles. 429, 456.

—

1 alopécie. 64.
2 cors douloureux. 508, 510.
1 fistule. 288.
1 loupes. 60.
1 ulcères douloureux. 512.
1 — rebelles. 515.

15.

PHOSPHORE.

1 urticaire. 805.
4 érysipèle. (179, 180), 642-3.
3 — engelures. 769, 770, 786.
15 impetigo. 87-8-9. 158-9, 185, 192-3-4-5-6-7-8-9, 200.
4 lichen. 95-6-7, 108.
5 pithyriasis. 86, 177, 430, 685, 791.
2 verrues douloureuses. 787, 804.
3 furoncles. 429, 792-3.

—

2 alopécie. 90-1.
1 cicatrices douloureuses. 806.
3 cors douloureux. 783-4-5.
2 ulcères saignants. 529, 824.

16.

POTASSE.

10 engelures. (736-7, 743-4-5-7-8-9, 750), 751.
12 eczéma. 121 (177-8-9, 180), 390, 427, 451 (546, 611), 678, 707.
11 acné. 57, 65, 153-4-5-6-7-8-9, 160-1.
7 impetigo. 58, 167, 171-2-3-4-6.
2 lichen. 769, 778.
1 verrues douloureuses. 777.

—

1 alopécie. 62.
1 cors douloureux. 752.
4 ongles douloureux. 663-4, 744-5.

17.

PULSATILLE.

1 urticaire. 910.
2 érysipèle. 170? 834?
12 — engelures. 857-8 9, 861-2-9, 870-1-7, 883-4-5.
6 eczéma. 177, 184, 196, 778, 802, 835.
1 — intertrigo. 486.
1 rupia. 746.
3 ecthyma. 142-3, 175-6? 487.
4 lichen. 687, 695-8-9.
1 furoncle. 909.
1 panaris. 779.

—

1 orgeolet. 114.
10 ulcères douloureux. 912-3-4-5-6-7 8-9, 920-3.
1 — gonflés. 921.
1 — saignants. 911.

Lésions indéterminées.

538-9.

18.

RHUS TOXICODENDRON.

1 miliaire. 782.
1 urticaire. 779.
22 érysipèle. 99, 100-1-2-3-4-5-6-7-8, 110-1 3-5, 122, 132, 167, 173, 624, 631? 640? 758.
1 — engelures. 750.
18 herpes. 174-9, 181-5-6, 460-3-4, 544, 610, 640-1, 668, 678, 754? 777, 783-5.
14 eczéma. 92, 379, 404, 451-2-3-4-5-6-7-8, 830, 643-5.
—
1 cors douloureux. 751.
1 orgeolet. 124.
6 ulcères douloureux. 759, 761-2-3-4, 776.

Lésions indéterminées.

192, 633-9, 718, 780-1-6-7-8.

19.

SEL COMMUN ; NATRUM MURIATICUM.

1 miliaire. 703.
3 urticaire. 596, 699, 700.
20 herpes. 172-6, 182-3-4-5-6 7-8-9, 194, 338, 450-1-3, 595, 633-4, 657, 671.
10 eczéma. 399, 401-6, 456, 587? 607-8, 611-4?-6?
5 acné. 80-9, 170, 565, 701.
2 impetigo. 74-5.
2 lichen. 184, 676.
2 verrues. 698.
— douloureuses. 697.
5 furoncles. 93, 200, 669, 701-2.
1 panaris. 637.
1 plique. 73?
—
5 alopécie. 76-7, 146, 193, 459.
2 cors douloureux. 695-6.
1 envies. 635.
1 orgeolet. 122.

Lésions indéterminées.

83, 123, 517, 615, 704-7.

20.

SEPIA.

1 herpes. 1050?
7 eczéma. 199, 222-4, 656, 1047-8, 1053?
1 ecthyma. 853.
4 acné. 210-1, 234, 839.
6 lichen. 113, 171-3-4, 958-9.
11 psoriasis. 154, 221 ? 232-3? 613? 614? 616? 800, 858, 875-6.
1 éphélides. 163.
1 verrues. 874.
2 furoncles. 239, 920.
1 panaris. 888.
—
2 alopécie. 105-8.
4 cors douloureux. 980, 1002-3-4.
1 orgeolet. 155.
2 ulcères douloureux. 1015-49.

Lésions indéterminées.

111-2, 212-3, 231, 877.

21.

SILICE.

2 urticaire. 356, 375.
3 eczéma. 274-5, 294.

4 acné. 65-6, 118, 355.
12 impetigo. 60-1, 89, 116, 122-3-4-5-6-7-8, 130.
1 pithyriasis. 121.
2 charbon. 394? 440?
5 furoncle. 119, 129, 357, 374, 410.

2 panaris. 392-3.

—

3 cors douloureux. 432-3-4.
5 endolorissement général. 480-1-2-3-4.
4 ulcères douloureux. 474-5-6-7.

Lésions indéterminées.

419, 426, 472-3.

22.

SOUFRE.

2 miliaire. 857-8.
6 engelures. 692, 722 (808-9-10-14).
1 herpes. 171.
6 eczéma. 681-2-3.
— chronique. 693-4-5.
5 acné. 86-7.
— punctata. 159.
— rosacea. 135-7.

2 impetigo. 169, 170.
1 éphélides hépatiques. 846.
1 furoncles. 859.
2 panaris. 725-6.

—

2 alopécie. 82-3.
3 cors douloureux. 820-1-2.
2 envies. 720-4.
1 orgeolet. 98.

Lésions indéterminées.

502-3, 631, 668, 788, 823, 847, 854-5-6.

23.

THUYA OCCIDENTAL.

2 urticaire. 268 (291).
5 érysipèle? / engelures? } 243-7, 272-4, 281.
4 ecthyma. 255, 262-3, 285.
8 acné 19, 61-4, 75-7, 82-3-5.
2 impetigo. 46-7.
1 lichen (gyratus). 99.

11 sycosides. (130), 183-4-7-8-9, 190-1-2-3-5.
1 furoncle. 224.
5 syphilides. 177-8, 181-2-6.

—

2 cors douloureux. 280, 255.
1 orgeolet. 32.

Lésions indéterminées.

170-9, 180.

24.

ZINC.

1 urticaire. 592.
2 engelures. 640, 657.
2 ecthyma. 496, 558.

12 impetigo. 74, 123-5-6, 131-2-3-5-8-9, 140-1.
1 furoncle. 504.

Lésions indéterminées.

373, 520, 593, 680-1.

TABLEAU DES ANALOGIES CUTANÉES.

FIÈVRES ÉRUPTIVES.

Rougeole.
5 bellad.
1 dulc.
1 graph.
Scarlatine.
16 bellad.
Miliaire.
1 ars.
1 calc. c.
2 con.
1 natr. mur.
3 nux.
1 rhus.
2 sulph.
(*Varicelle.*— 0.)
(*Variole.*—0.)
(*Vaccine.*—0.)

EXANTHÈMES.

(*Roseole.*—0.)
Urticaire.
1 acid. nitr.
1 ars.
1 calc. c.
10 carb. v.
6 dulc.
1 lycop.
2 merc.
3 natr. mur.
1 phosph.
1 puls.
1 rhus.
2 silic.
2 thuya.
1 zinc.
Erythème.
2 calc. c.
1 carb. an.
1 lycop.
— *intertrigo.*
5 acid. nitr.
2 ars.
1 bellad.
1 calc. c.
1 carb. an.
1 puls.
Erysipèle.
4 acid. nitr.
19 bellad.
5 calc. c.
2 graph.
3 nux.
1 petrol.
4 phosph.
2 puls.
22 rhus.
5 thuya.
— *engelures.*
5 acid. nitr.
9 caust.
3 carb. an.
2 graph.
10 kali c.
10 nux.
3 phos.
12 puls.
1 rhus.
6 sulph.
2 zinc.

VÉSICULES.

Herpès.
4 ars.
5 caust.
2 carb. an.
2 con.
20 natr. mur.
18 rhus.
1 sepia.
1 sulph.
Gale.
1 ars.
Eczéma.
1 acid. nitr.

2 calc. c.
10 carb. v.
6 caust.
2 con.
10 graph.
12 kali c.
5 lycop.
25 merc.
10 natr. mur.
5 nux.
14 petrol.
6 puls.
14 rhus.
7 sepia.
3 silic.
6 sulph.

BULLES.

5 bellad.
Pemphigus.
2 caust.
Rupia.
1 puls.

PUSTULES.

Ecthyma.
1 acid. nitr.
6 graph.
3 merc.
5 puls.
1 sepia.
4 thuya.
2 zinc.
Acné.
1 acid. nitr.
5 ars.
9 calc. c.
7 carb. v.
6 caust.
5 con.
1 graph.
11 kali c.
6 lycop.
5 merc.
5 natr. mur.
12 nux.
4 sep.
4 silic.
8 thuya.
— *rosacea.*
1 lycop.
— *mentagre.*
3 acid. nitr.
(*Teigne.*—0.)
Impetigo.
5 acid. nitr.
6 ars.
2 bellad.
22 calc. c.
7 carb. v.
1 con.
10 dulc.
9 graph.
7 kali c.
14 lycop.
3 merc.
2 natr. mur.
7 petrol.
15 phosph.
12 silic.
2 sulph.
2 thuya.
12 zinc.

TUBERCULES.

Lupus.
21 ars.
3 bellad.
18 merc.
(*Lèpre tuberculeuse.*—0)
Elephantiasis.
7 merc.
(*Kéloïde.* - 0.)

PAPULES.

Prurigo.
4 ars.
6 calc. c.
Lichen.
1 ars.
9 bellad.
2 calc. c.
14 caust.
3 graph.
2 kali c.
1 lycop.
2 natr. mur.
3 petrol.
4 phos.
4 puls.
6 sepia.
1 thuya.

SQUAMES.

Psoriasis.
7 carb. v.
18 merc.
11 sepia.
(*Icthyose.*—0.)
Pythyriasis.
1 ars.
1 calc. c.

3 lycop.
5 phos.
1 silic.
— *rubra.*
2 lycop.

TACHES.

Éphélides.
1 ars.
1 caust.
3 petrol.
1 sepia.
1 sulph.
— *lentigo.*
1 con.
Purpura.
10 ars.
1 con.
3 graph.
(*Nævi materni.*—0.)

POLYMORPHES HYBRIDES.

Sycosides.
— *fics.*
1 acid. nitr.
1 lycop.
11 thuya.
— *framboise.*
1 calc. c.
— *verrues.*
3 calc. c.
1 carb. an.
1 caust.
1 dulc.
1 kali c.
1 lycop.
3 natr. mur.
2 petrol.
2 phosph.
1 sepia.
Charbon.
2 silic.
Pustule maligne.
id.

(*Anthrax.* — Voir *furoncle.*)
Furoncle.
1 acid. nitr.
2 bellad.
7 calc. c.
1 carb. an.
3 carb. v.
1 caust.
1 graph.
4 lycop.
5 natr. mur.
4 nux.
2 petrol.
3 phosph.
1 puls.
2 sepia.
5 silic.
1 sulph.
1 thuya.
1 zinc.
Panaris.
1 caust.
1 con.
1 natr. mur.
1 puls.
1 sepia.
2 silic.
2 sulph.

SYPHILIDES.

1 carb. an.
5 thuya.
Chancres?
13 acid. nitr.

APPENDICE.

(*Frambosia.*—0.)
(*Molluscum.*—0.)
(*Pellagre.*—0.)
Plique.
1 natr. mur.

« Si la pathogénésie n'est pas le vaporeux enfantement de songe-creux et d'hypocondriaques, les symptômes ont une valeur relative : il en est d'essentiels, de caractéristiques ; il en est d'accidentels, d'insignifiants. Vainement Hahnemann, pour pallier l'effet de ces juxtapositions, a-t-il imaginé l'*alternance*. Il a si bien senti que cette supposition ne pouvait sanctionner l'admission des intrus dans la famille légitime, qu'il a eu soin de signaler fréquemment, par des notes, les airs de parenté, l'analogie des symptômes dont le rapprochement imprime à chaque modificateur son cachet propre.

« Quelque insuffisants que soient ces essais du maître, projection spontanée d'une saturation surabondante d'études pathogénétiques, mais nullement le résultat d'un travail systématique, d'un mode d'élucidation nettement conçu, largement appliqué, ils n'en ont pas moins le mérite de tracer la voie, et nous sommes heureux de pouvoir invoquer l'autorité et l'exemple de Hahnemann à l'appui de l'élaboration que nous proposons de faire subir à la matière médicale.

« Que se passe-t-il, en effet, quand un expérimentateur est soumis à l'influence d'un agent pathogénétique? L'agent et le patient sont mis en présence ; s'il y a *affinité* entre eux, un rapport s'établit ; le médicament modifie l'organisme.....

« Alors il se passe deux faits, soit que vous étudiiez l'expérimentation sur un seul individu, soit que vous compariez les résultats obtenus d'une série d'expérimentateurs. Dans le premier cas, vous observez la constance à se reproduire de quelques symptômes, tandis que d'autres, et le plus grand nombre, ne se seront offerts qu'exceptionnellement. Dans le deuxième, vous constatez un remarquable accord entre tous les individus de la série sur quelques phénomènes et la plus grande divergence sur d'autres.....

« Serait-il illogique de conclure que les effets observés en dominance numérique sur le même individu et sur le plus grand nombre, quelquefois la totalité des individus composant la série, sont les effets essentiels, caractéristiques, du médicament, tandis que les autres n'ont qu'une importance secondaire, et peuvent même, en certains cas, n'être que des accidents? Ne pourrait-on pas établir rigoureusement que la valeur relative des symptômes est fixée par le chiffre qui exprime la fréquence de leur reproduction?....

« Si cette appréciation est vraie, exacte, elle nous entraîne irrésistiblement à l'application de la *méthode numérique* à la matière médicale; travail facile d'ailleurs et sans lequel la méprise sera toujours imminente entre les effets importants, réels, et ceux qui ne sont qu'accessoires et même douteux....

« Ou le médicament n'aurait pas puissance de se reproduire (pathogénétiquement) semblable à lui-même, ce qui impliquerait la vanité de l'expérimentation et annulerait la matière médicale; ou il doit avoir une dominante réfléchie par tous les expérimentateurs. Le chiffre dira en quoi elle consiste. Car, comment admettre, sans faire injure à la logique, que l'accident, le symptôme parasite, puisse obtenir la sanction du nombre? Et quel concours inouï de circonstances, d'influences étrangères, ne faudrait-il pas supposer, pour que ce fait se réalisât une seule fois, pour que l'exception fût superposée à la règle? Le chiffre fera justice du symptôme parasite.....

« Donc, admettant que la matière médicale ait accueilli des symptômes suspects, illégitimes, l'application de la méthode numérique en devient plus urgente pour les mettre en évidence. »

(*Bull. de la Soc. de méd. hom.*, Maladies de la peau, par le docteur Arnaud, t. I, p. 275-4-7.)

FIN.

www.ingramcontent.com/pod-product-compliance
Ingram Content Group UK Ltd.
Pitfield, Milton Keynes, MK11 3LW, UK
UKHW021950260726
13994UKWH00004B/1656